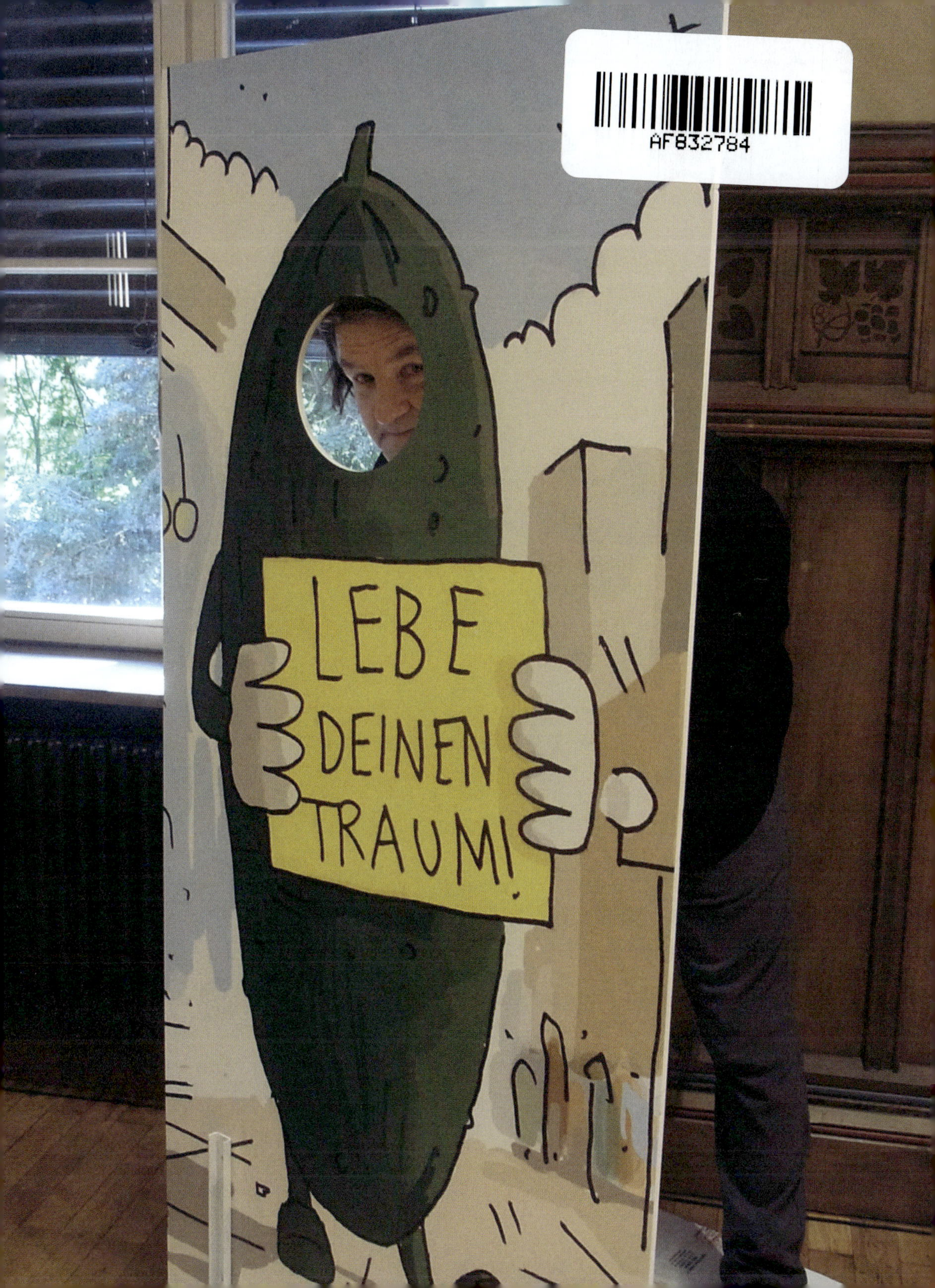
LEBE DEINEN TRAUM!

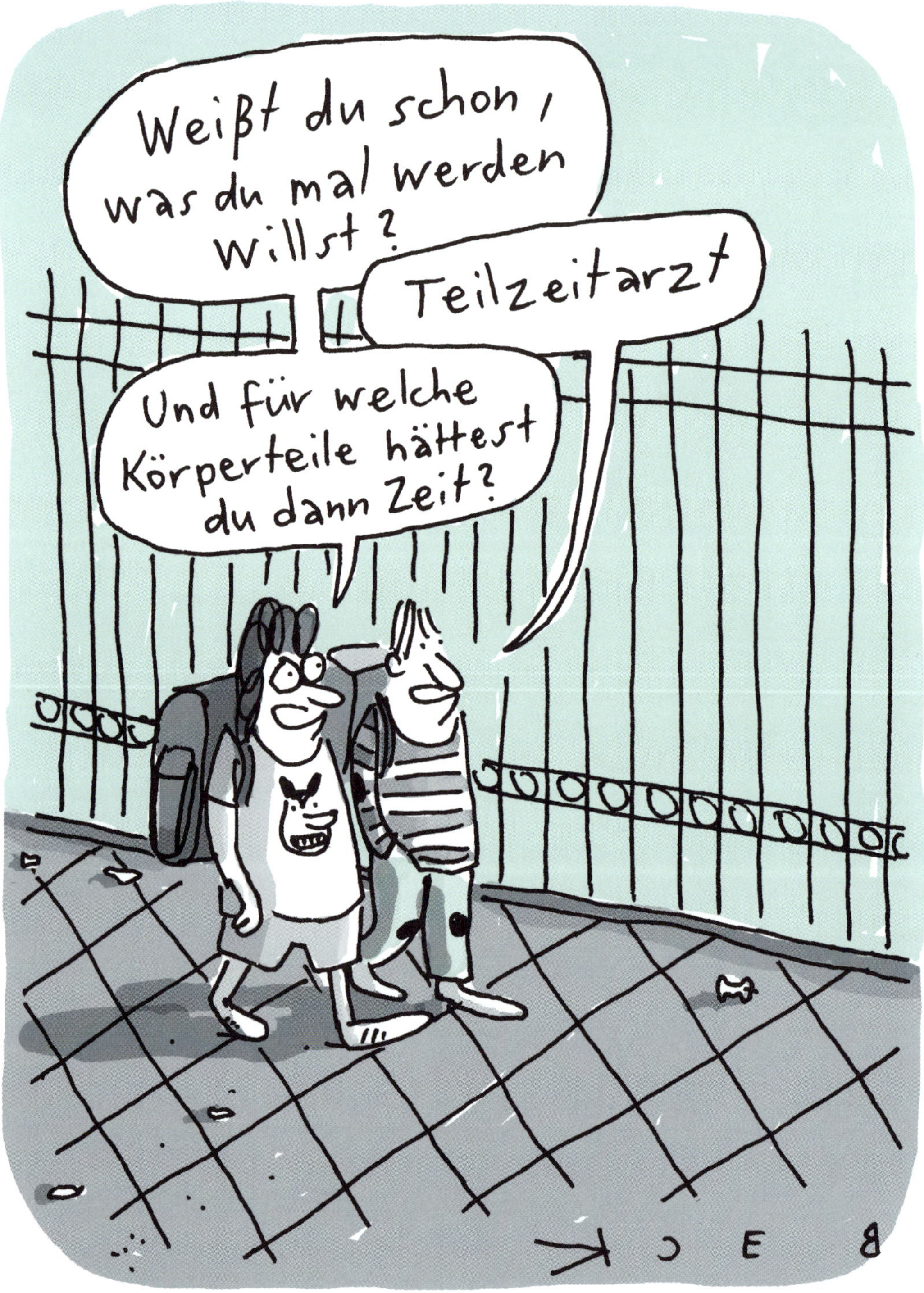
Weißt du schon, was du mal werden willst?
Teilzeitarzt
Und für welche Körperteile hättest du dann Zeit?

Ist das noch gesund?

Cartoons von

BECK

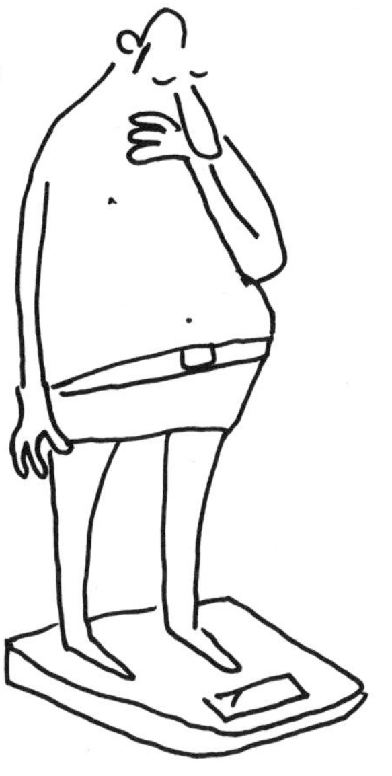

Mabuse-Verlag

Für meine Familie

Kasseler Str. 1 a
60486 Frankfurt am Main
www.mabuse-verlag.de

instagram.com/mabuseverlag
facebook.com/mabuseverlag
x.com/MabuseVerlag

Cartoons/Gestaltung: Beck
www.schneeschnee.cc
Fotos: Kuschel, Scharnick

ISBN: 978-3-86321-739-6

Druck: Printfinder SIA, Riga
Gedruckt in Lettland

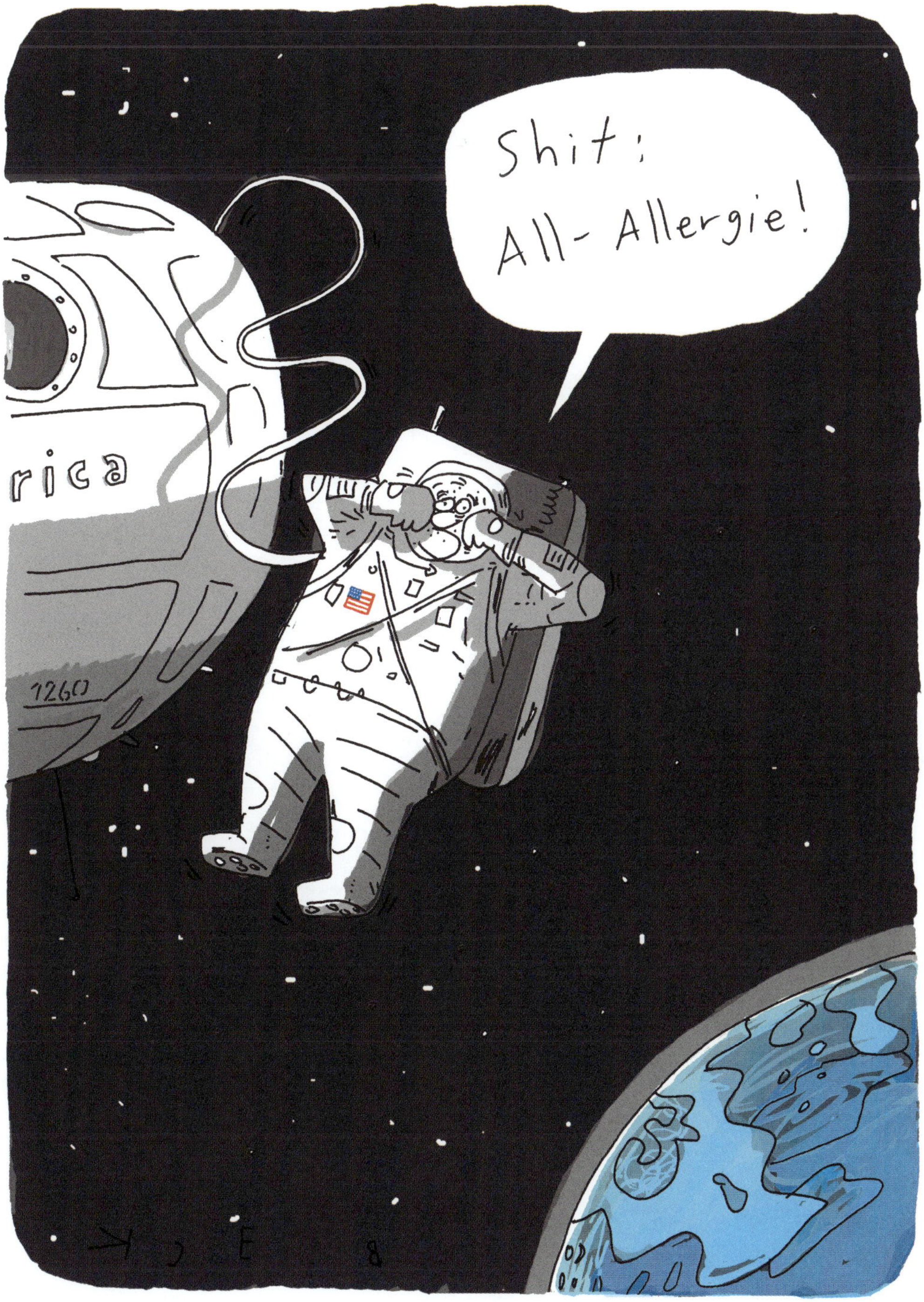
Shit:
All-Allergie!
rica
1260

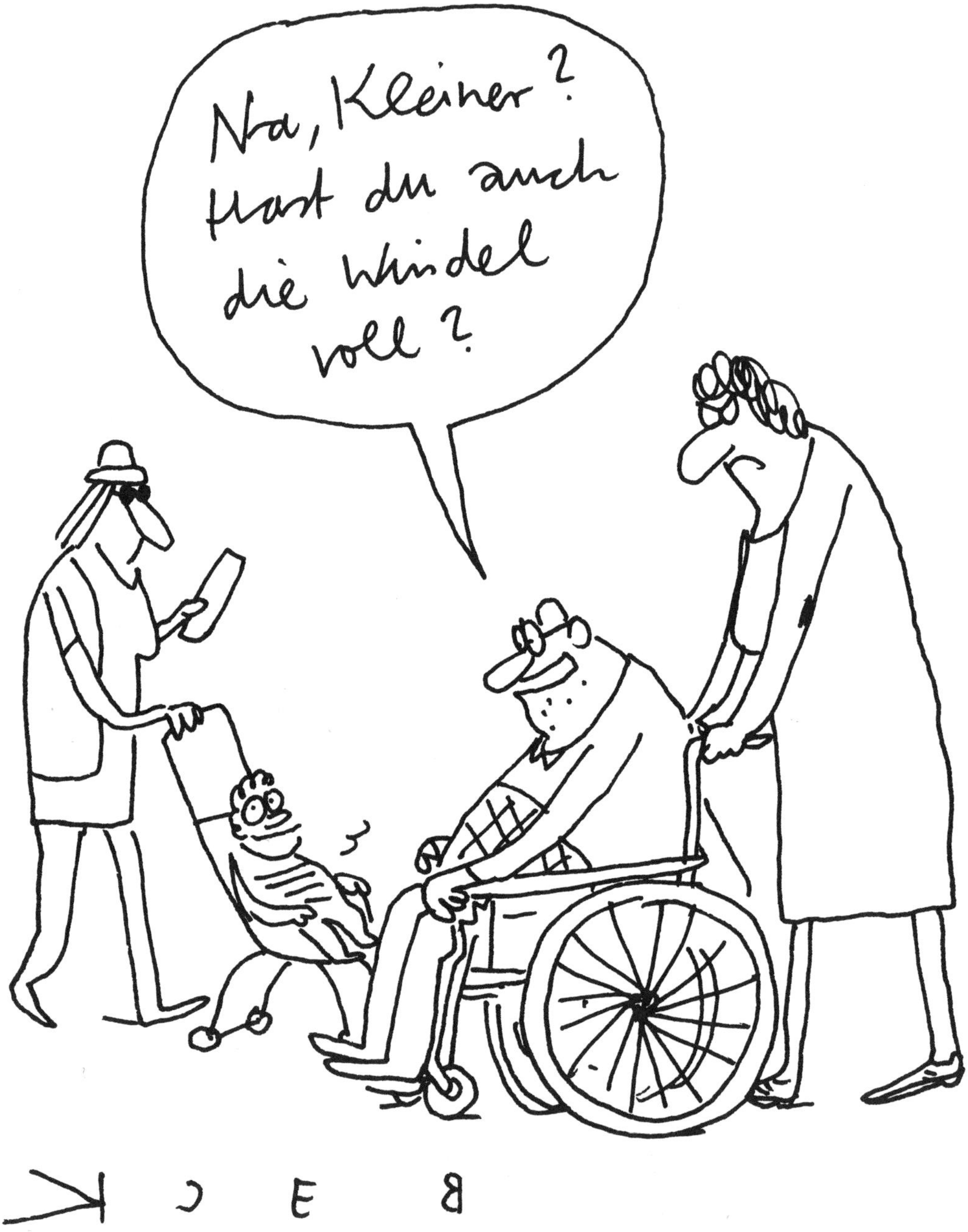
Na, Kleiner? Hast du auch die Windel voll?

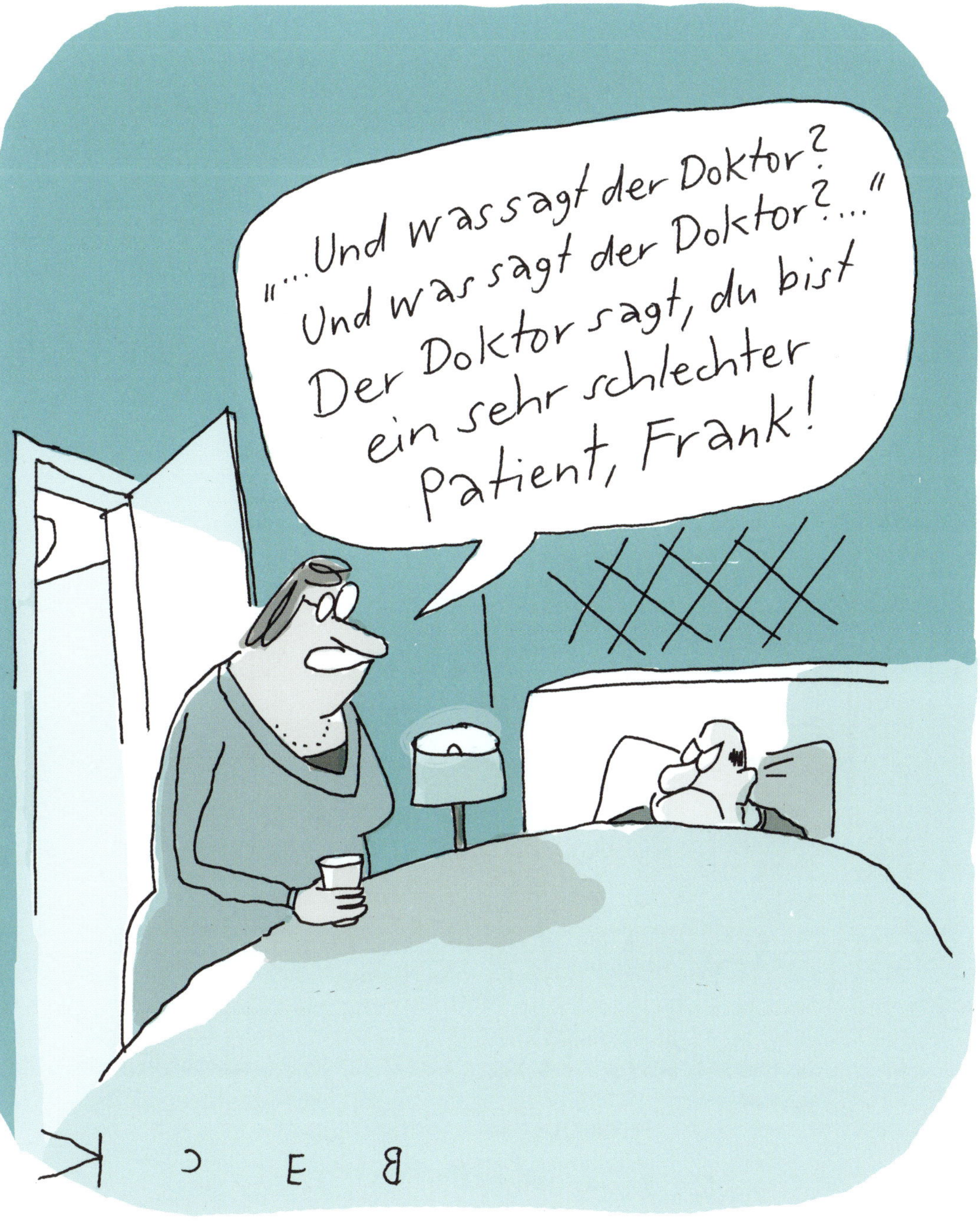
"....Und was sagt der Doktor? Und was sagt der Doktor?..." Der Doktor sagt, du bist ein sehr schlechter Patient, Frank!

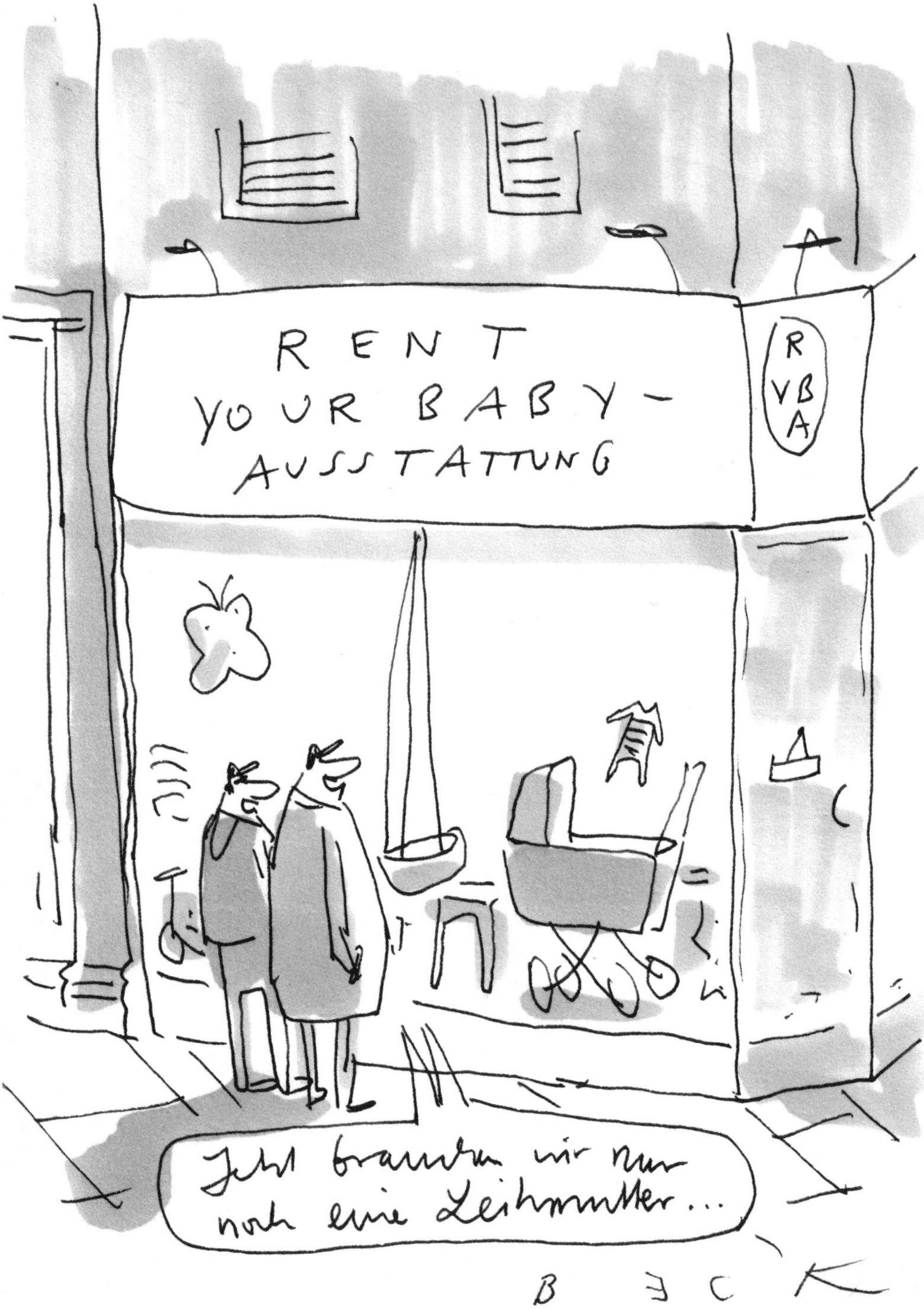
RENT
YOUR BABY-
AUSSTATTUNG
R
YB
A
Jetzt brauchen wir nur
noch eine Leihmutter …
BECK

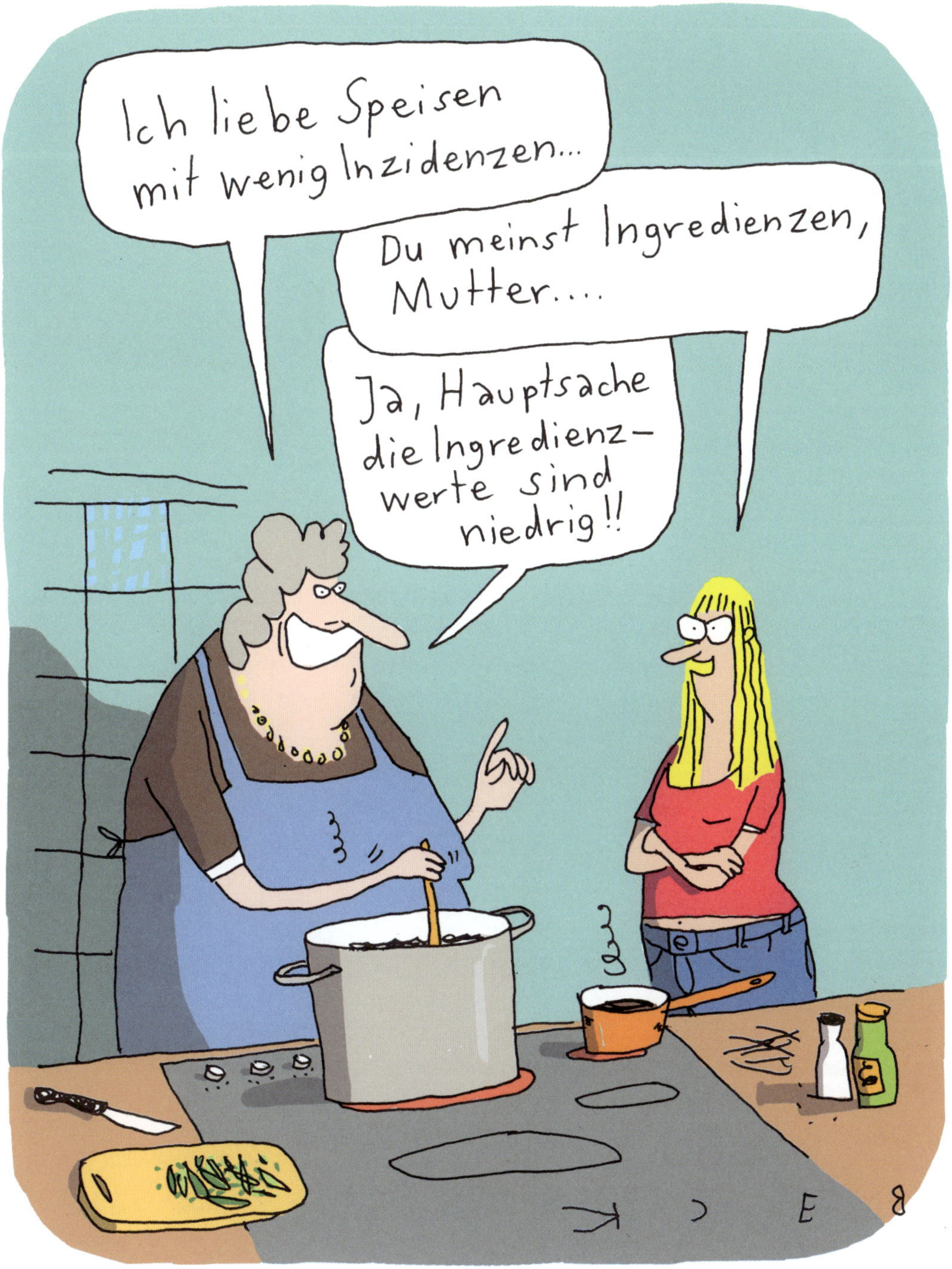
Ich liebe Speisen mit wenig Inzidenzen...
Du meinst Ingredienzen, Mutter....
Ja, Hauptsache die Ingredienz-werte sind niedrig!!
BECK

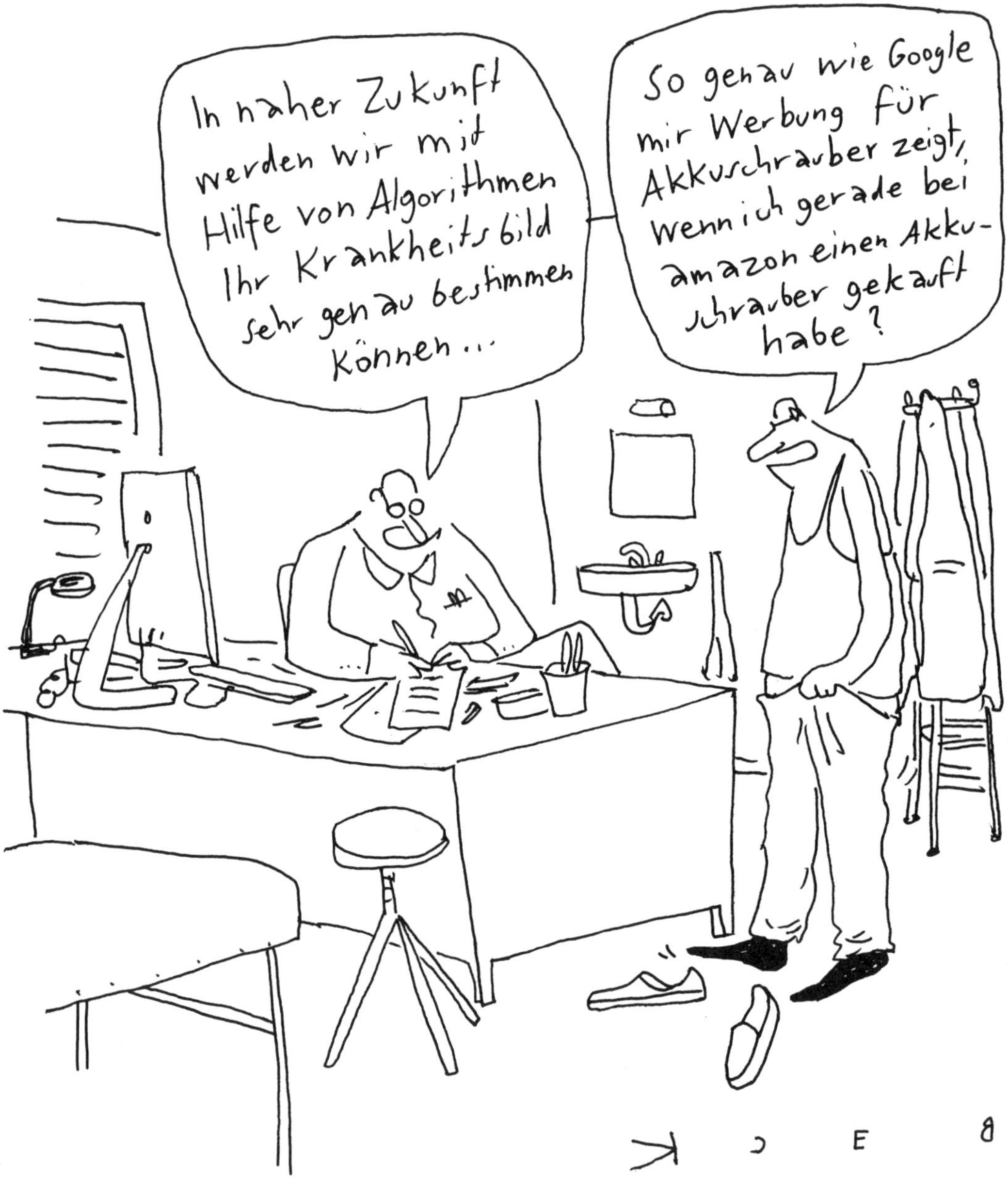
In naher Zukunft werden wir mit Hilfe von Algorithmen Ihr Krankheitsbild sehr genau bestimmen können …
So genau wie Google mir Werbung für Akkuschrauber zeigt, wenn ich gerade bei amazon einen Akkuschrauber gekauft habe?
KOEB

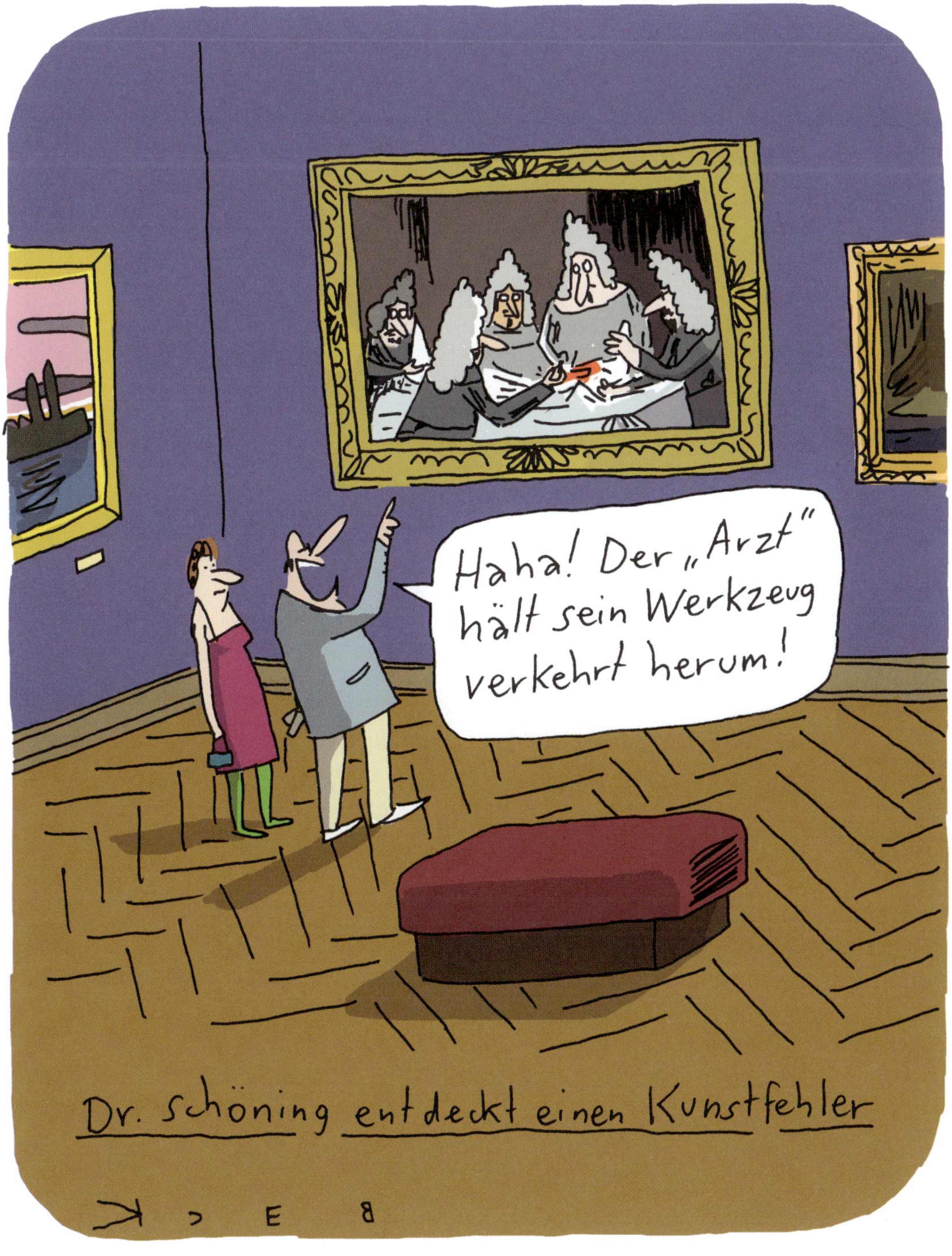
Haha! Der „Arzt" hält sein Werkzeug verkehrt herum!
Dr. Schöning entdeckt einen Kunstfehler

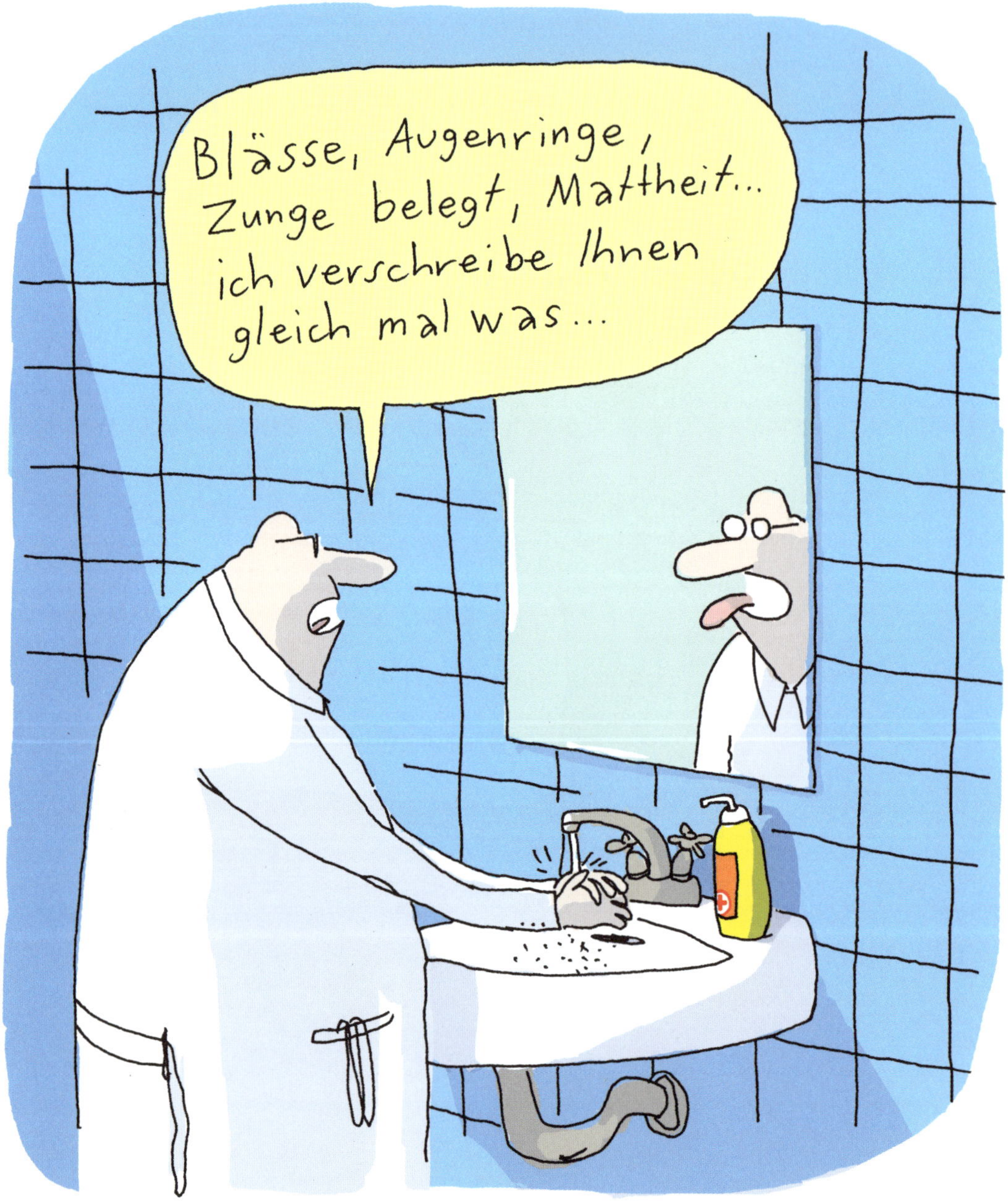
Blässe, Augenringe, Zunge belegt, Mattheit... ich verschreibe Ihnen gleich mal was...

Wenn der Arzt krank ist

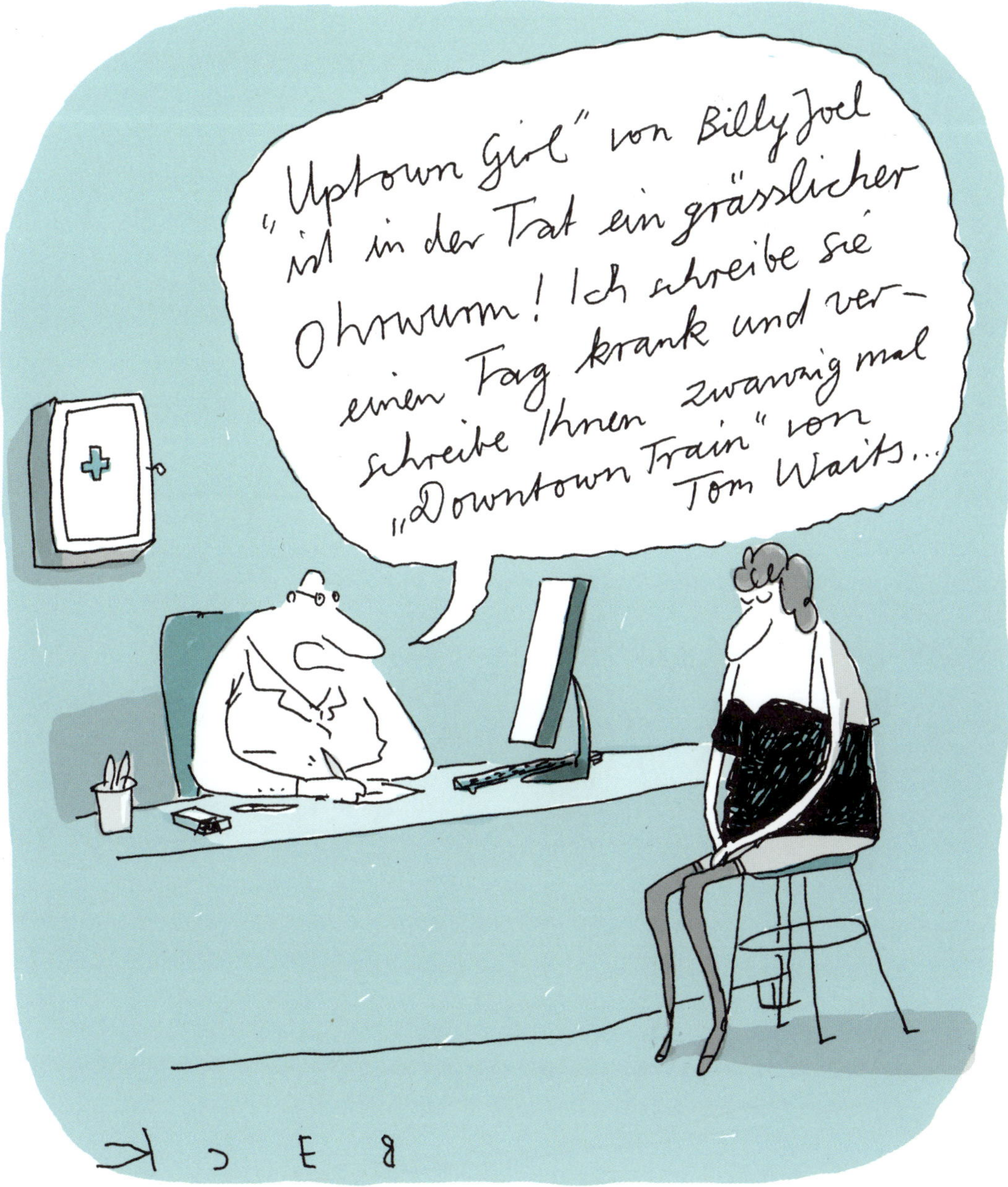
„Uptown Girl" von Billy Joel ist in der Tat ein grässlicher Ohrwurm! Ich schreibe Sie einen Tag krank und verschreibe Ihnen zwanzig mal „Downtown Train" von Tom Waits...

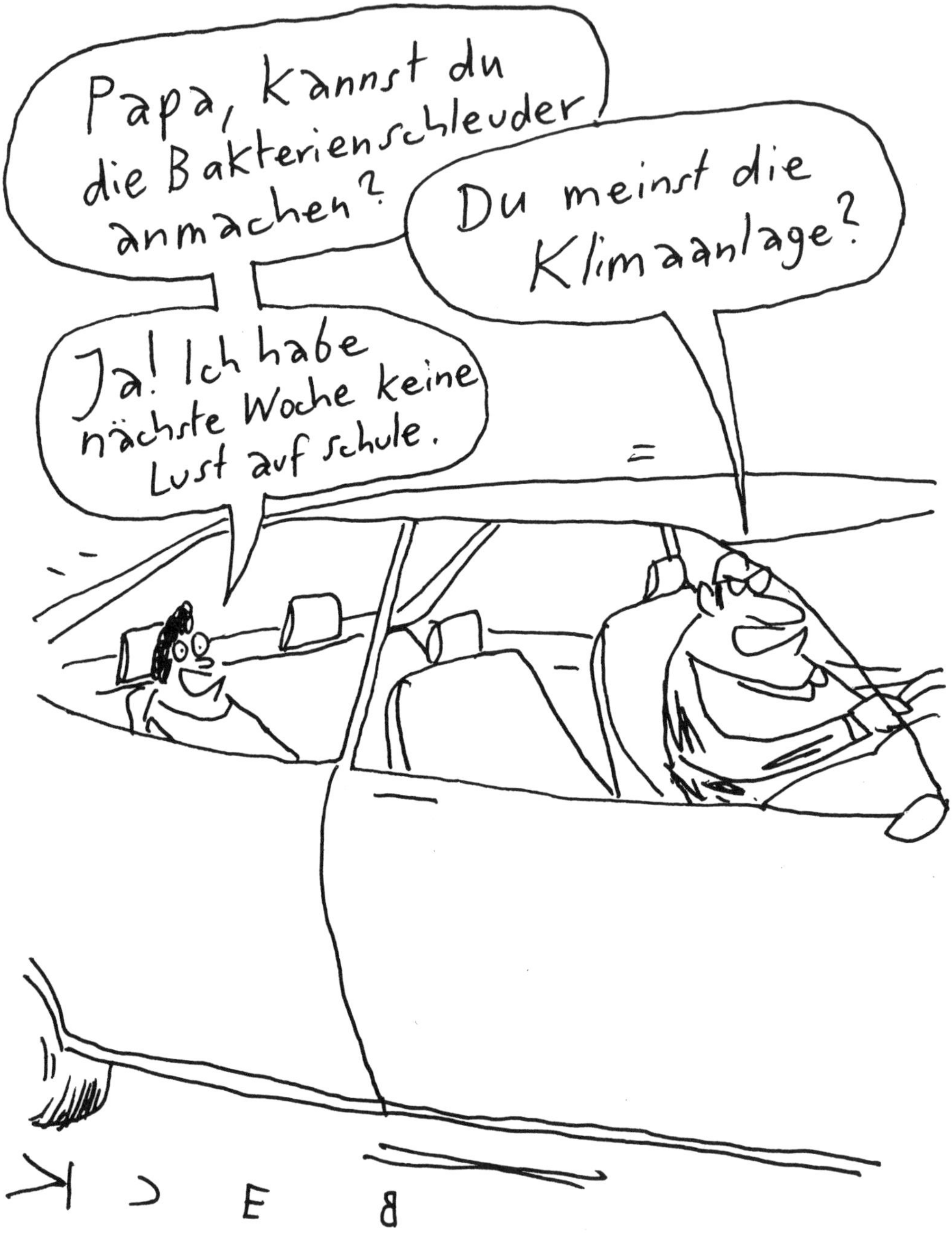
Papa, kannst du die Bakterienschleuder anmachen?
Du meinst die Klimaanlage?
Ja! Ich habe nächste Woche keine Lust auf schule.

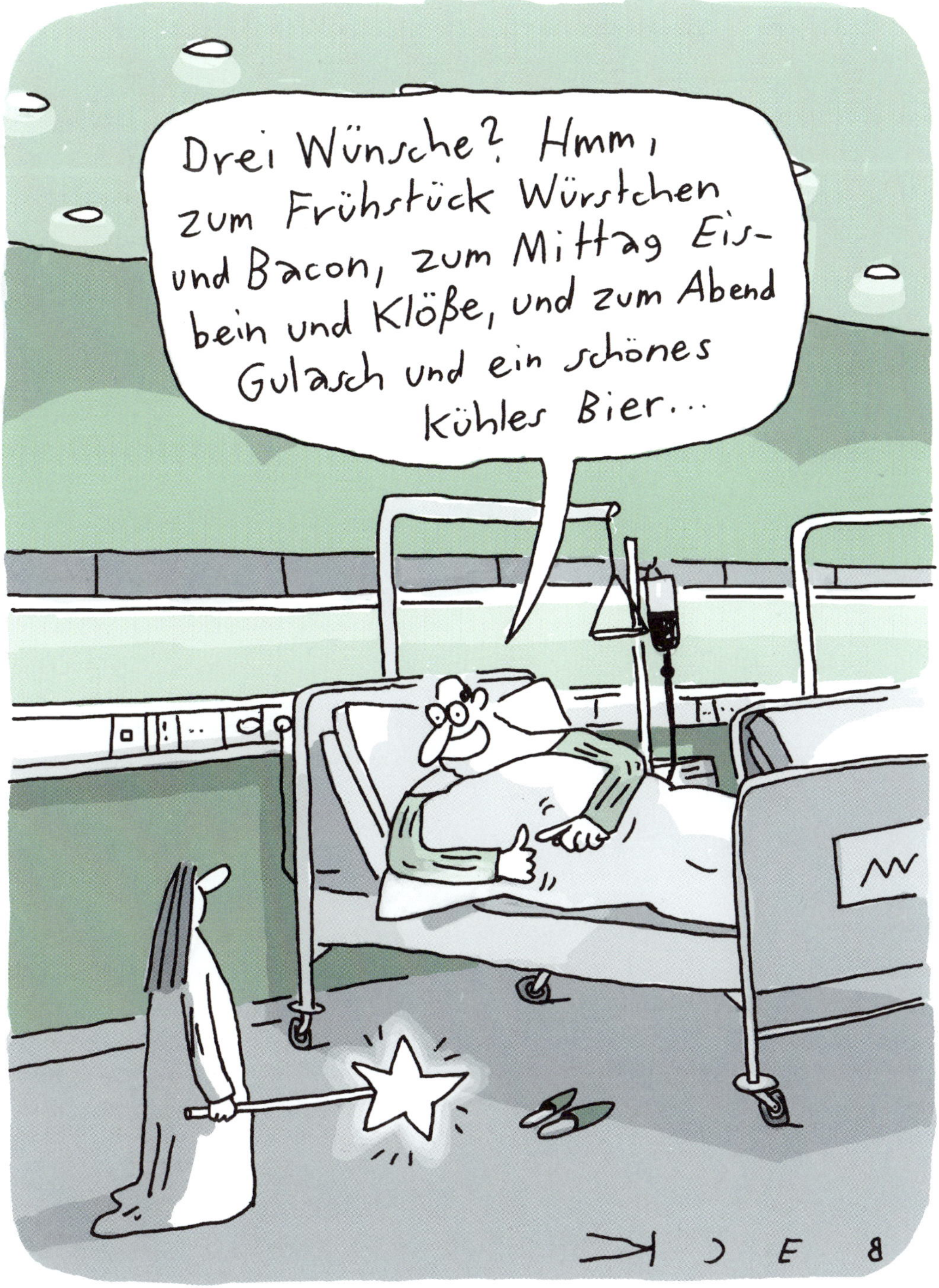
Drei Wünsche? Hmm, zum Frühstück Würstchen und Bacon, zum Mittag Eisbein und Klöße, und zum Abend Gulasch und ein schönes kühles Bier...
BECK

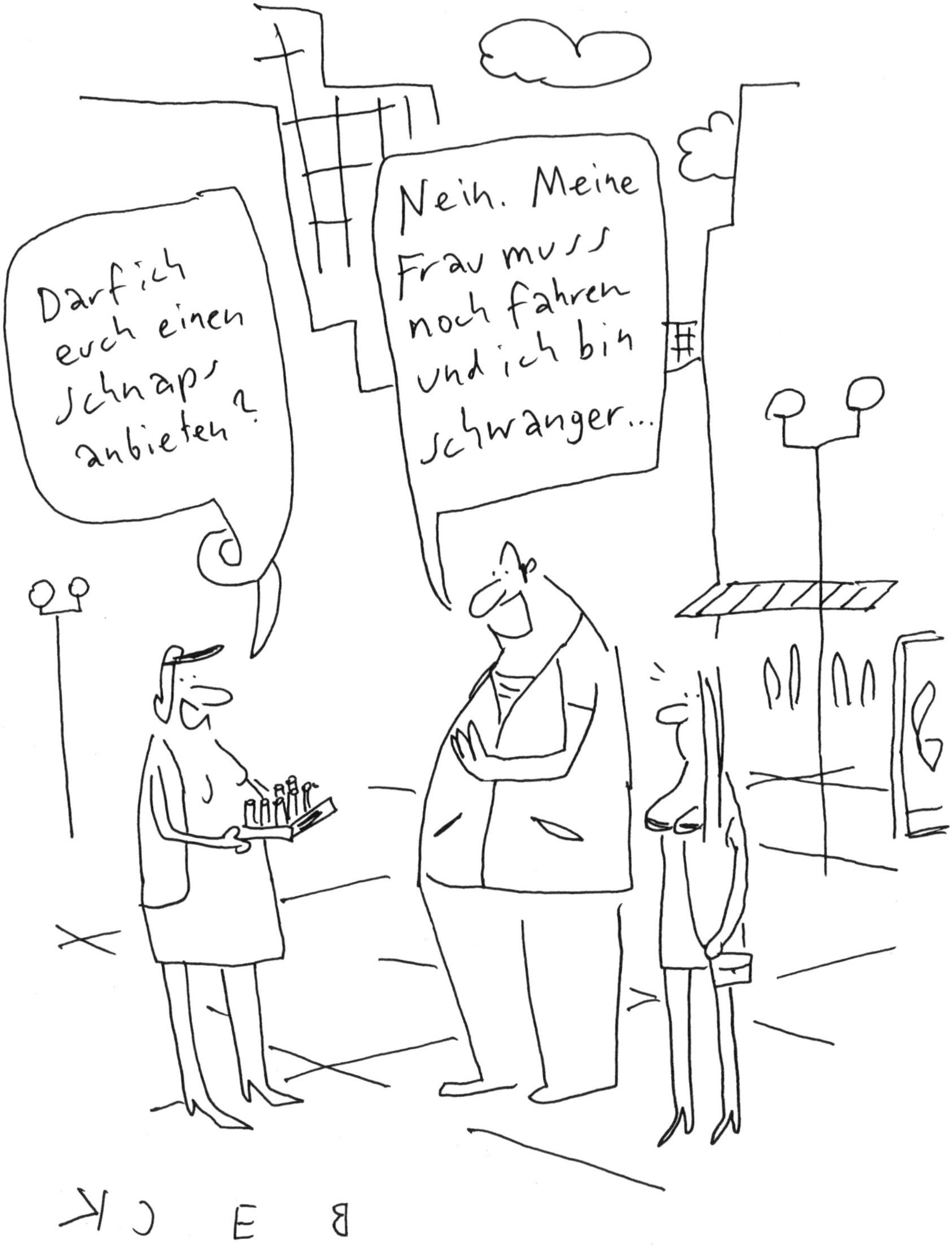
Darf ich euch einen Schnaps anbieten?
Nein. Meine Frau muss noch fahren und ich bin schwanger...

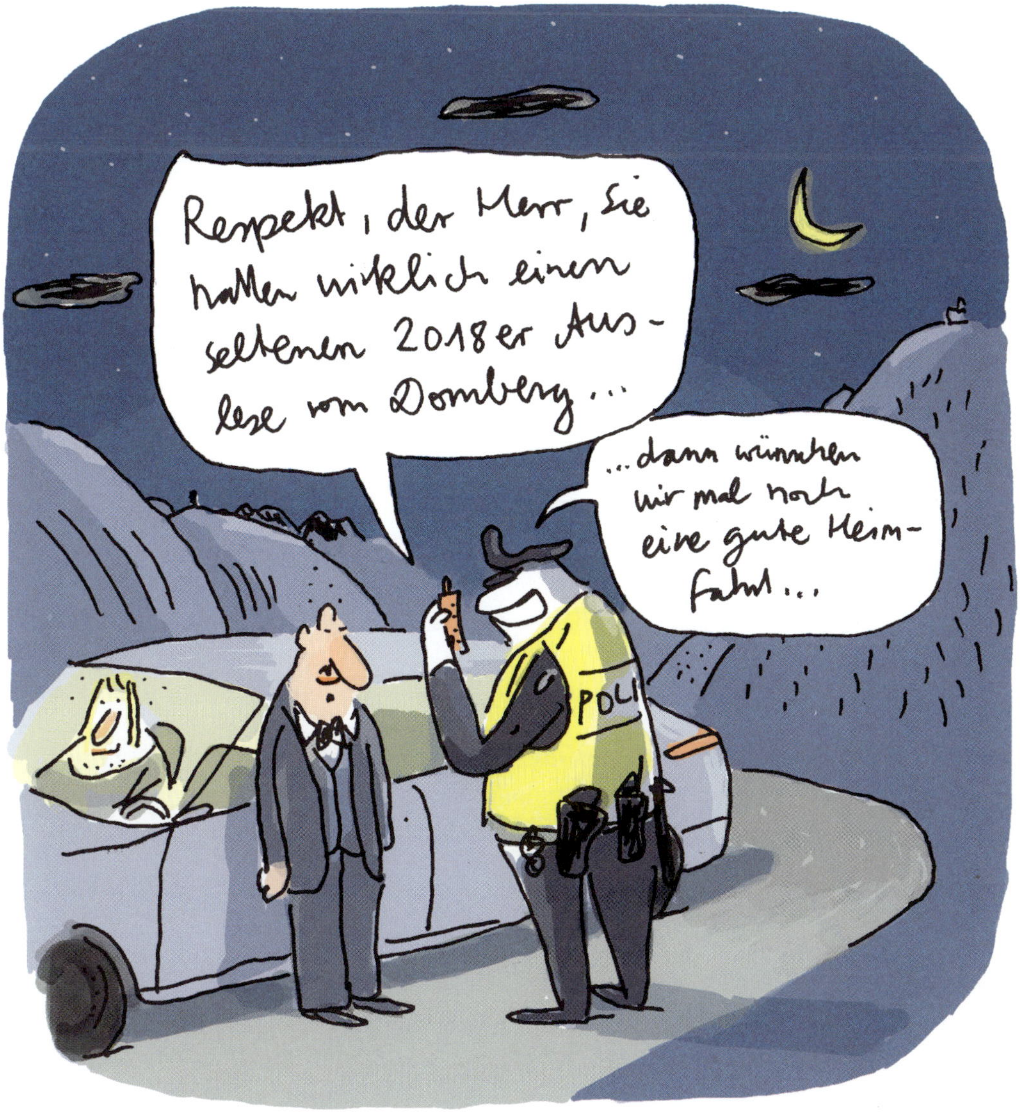
Respekt, der Herr, Sie hatten wirklich einen seltenen 2018er Auslese vom Domberg ...
...dann wünschen wir mal noch eine gute Heimfahrt...
POLI

Alkoholkontrolle auf der Weinstraße

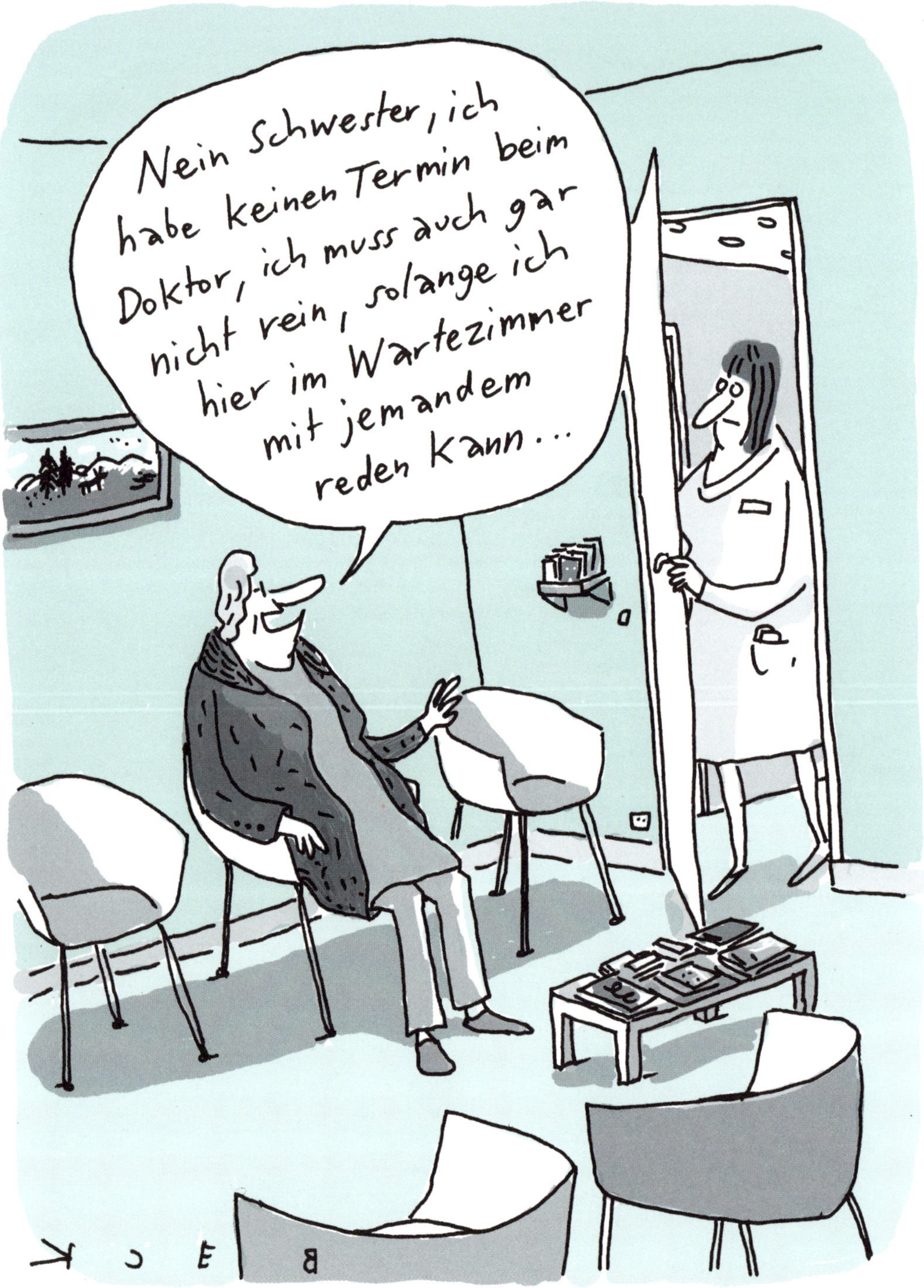
Nein Schwester, ich habe keinen Termin beim Doktor, ich muss auch gar nicht rein, solange ich hier im Wartezimmer mit jemandem reden kann ...

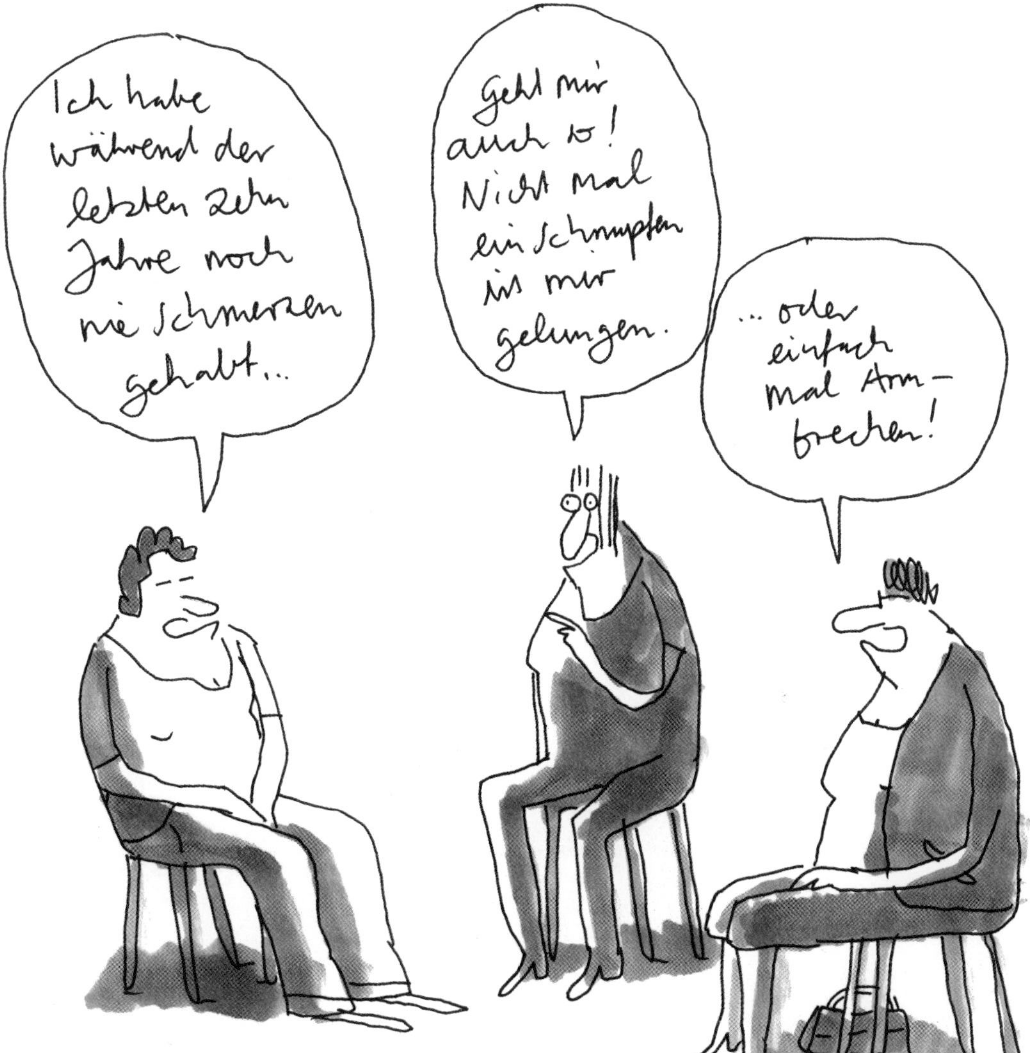
Ich habe während der letzten zehn Jahre noch nie Schmerzen gehabt...
Geht mir auch so! Nicht mal ein Schnupfen ist mir gelungen.
...oder einfach mal Arm-brechen!

Bei den anonymen Gesunden

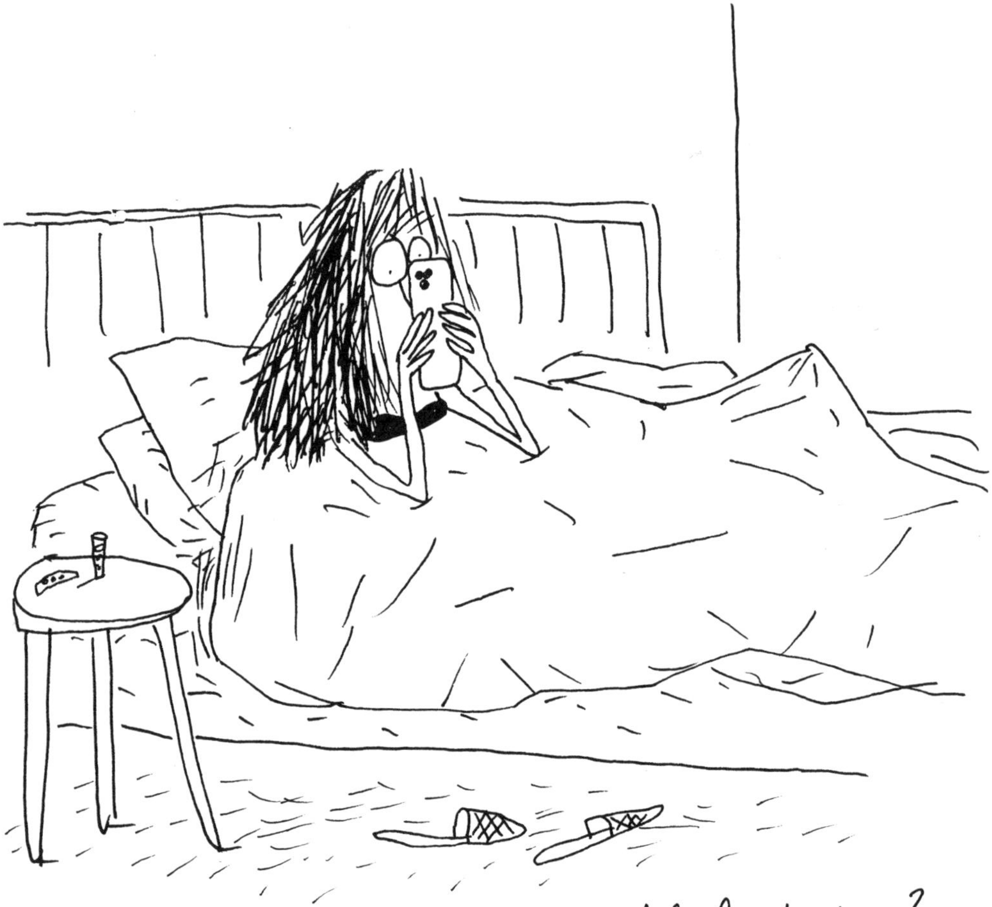

Kann man von zu wenig Schlaf sterben?
Sagen Sie nichts, ich hab's um 2:00, um
halb 4 und um halb 6 gegoogelt ...

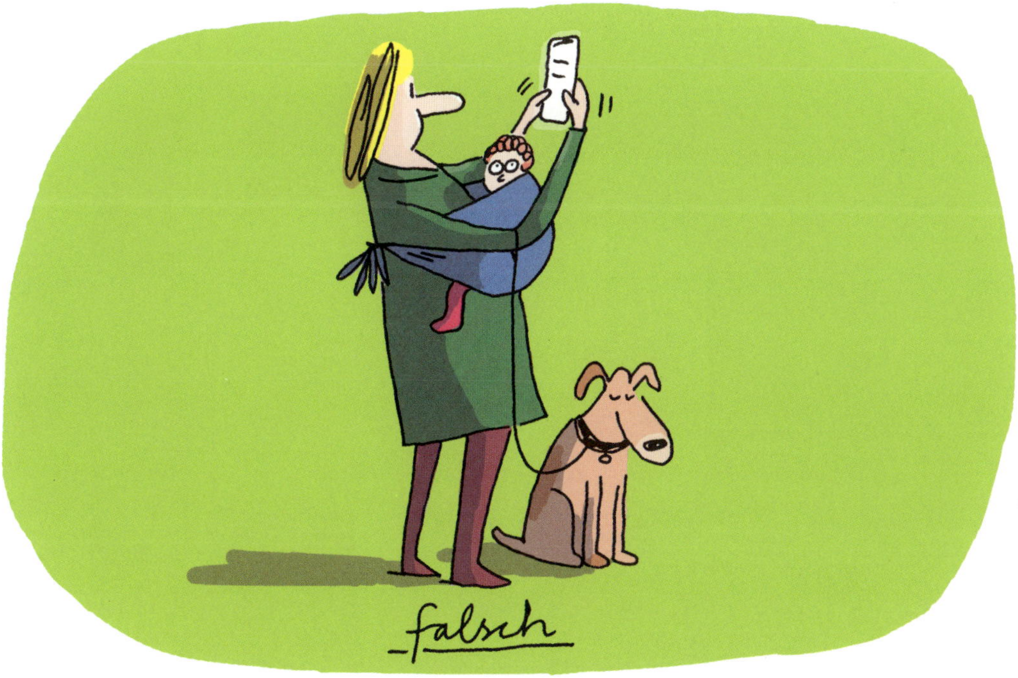
falsch

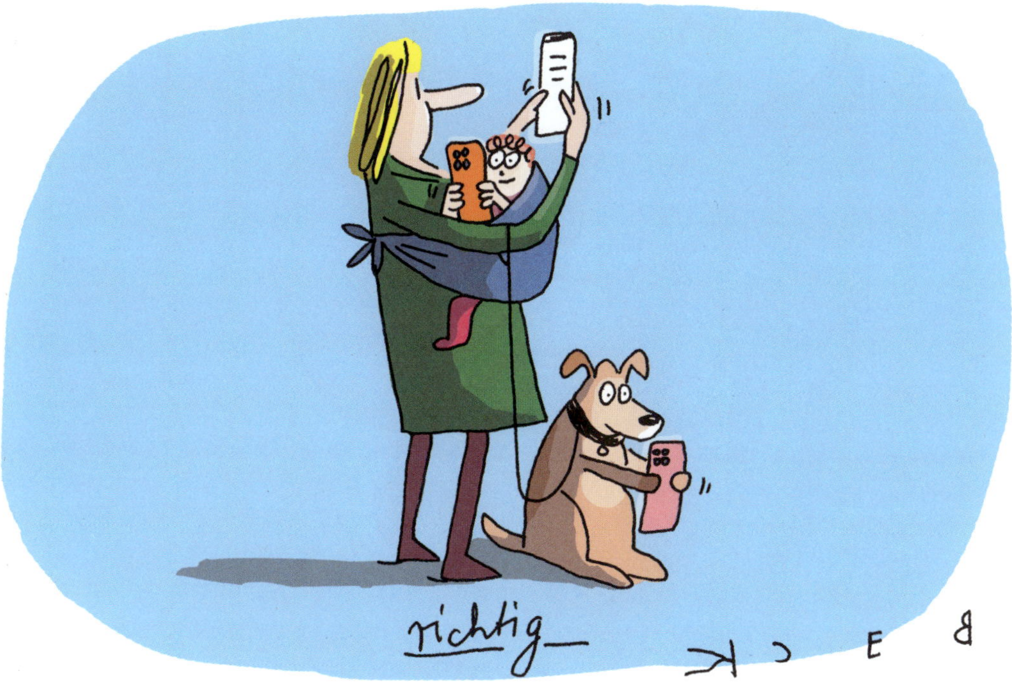
richtig

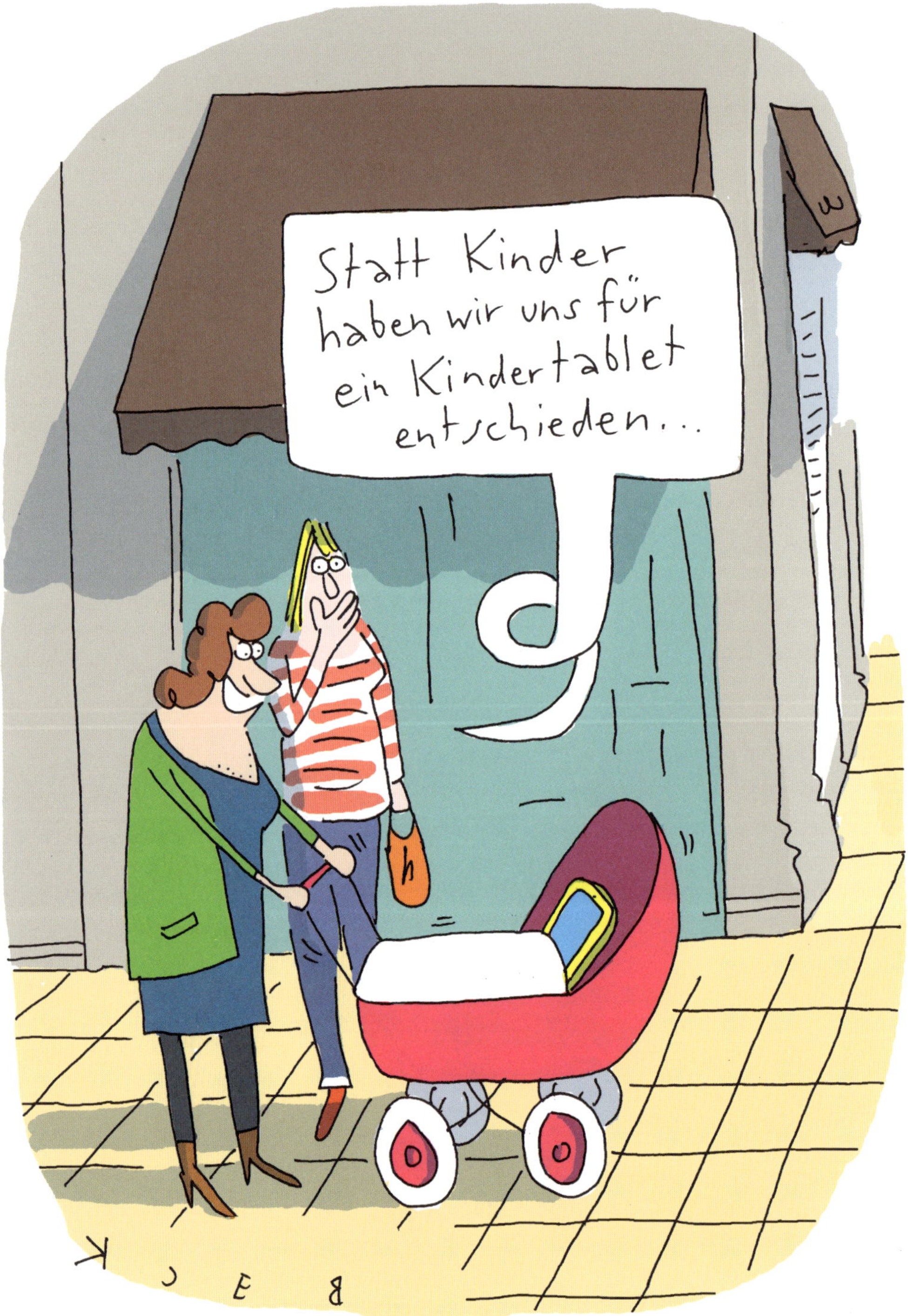
Statt Kinder haben wir uns für ein Kindertablet entschieden...

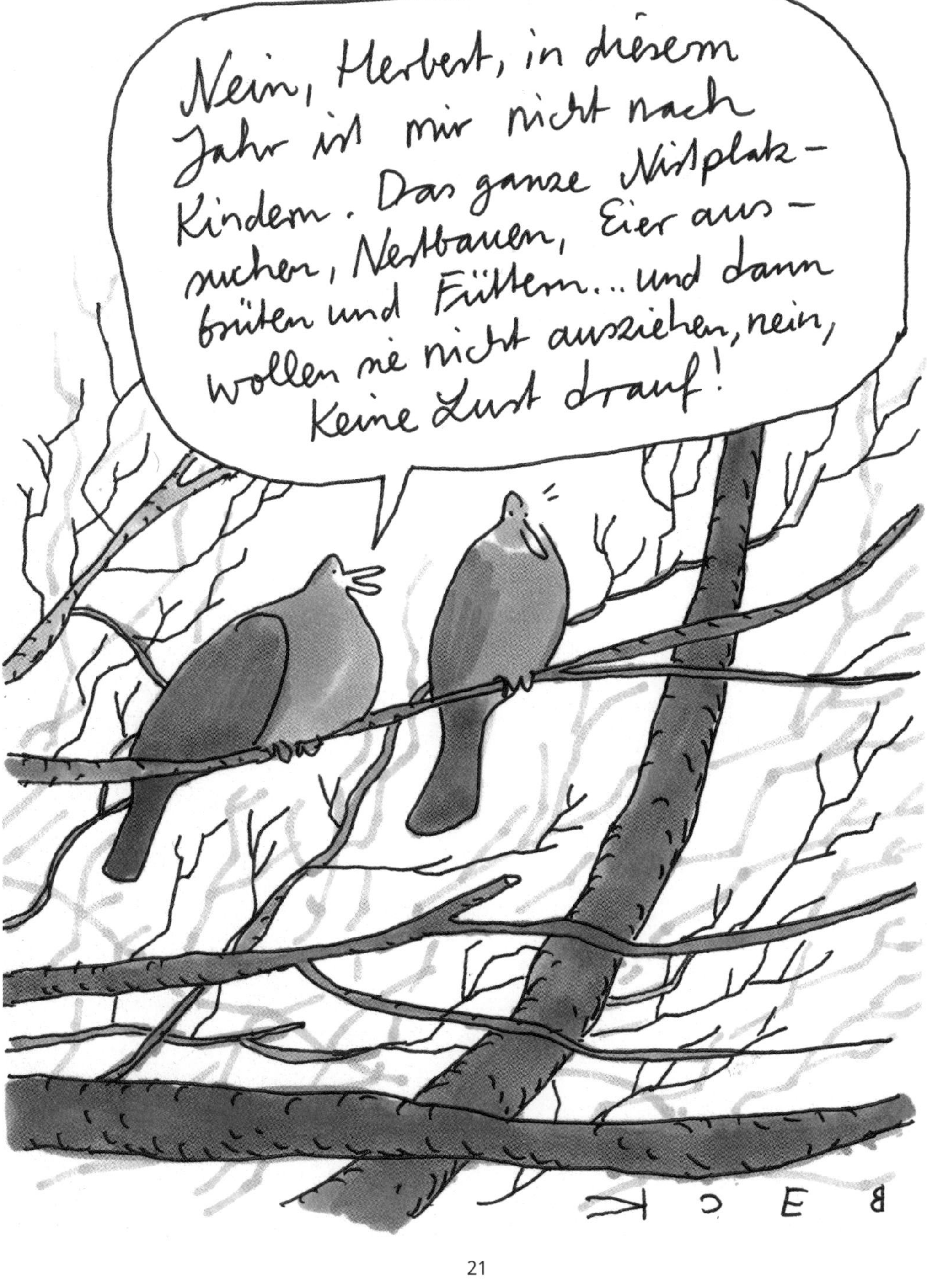
Nein, Herbert, in diesem Jahr ist mir nicht nach Kindern. Das ganze Nistplatz-suchen, Nestbauen, Eier aus-brüten und Füttern... und dann wollen sie nicht ausziehen, nein, Keine Lust drauf!
BECK

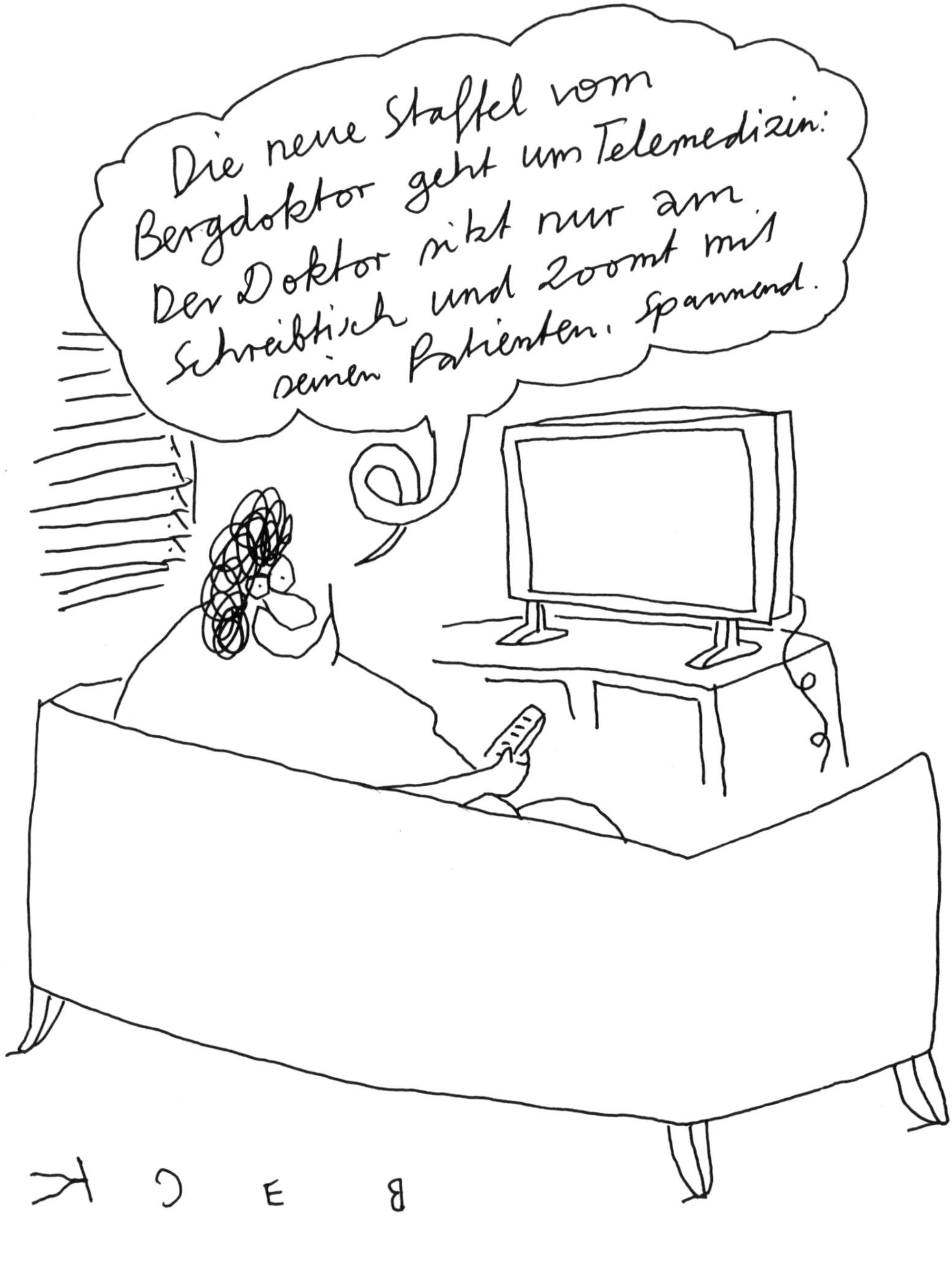
Die neue Staffel vom Bergdoktor geht um Telemedizin: Der Doktor sitzt nur am Schreibtisch und zoomt mit seinen Patienten. Spannend.

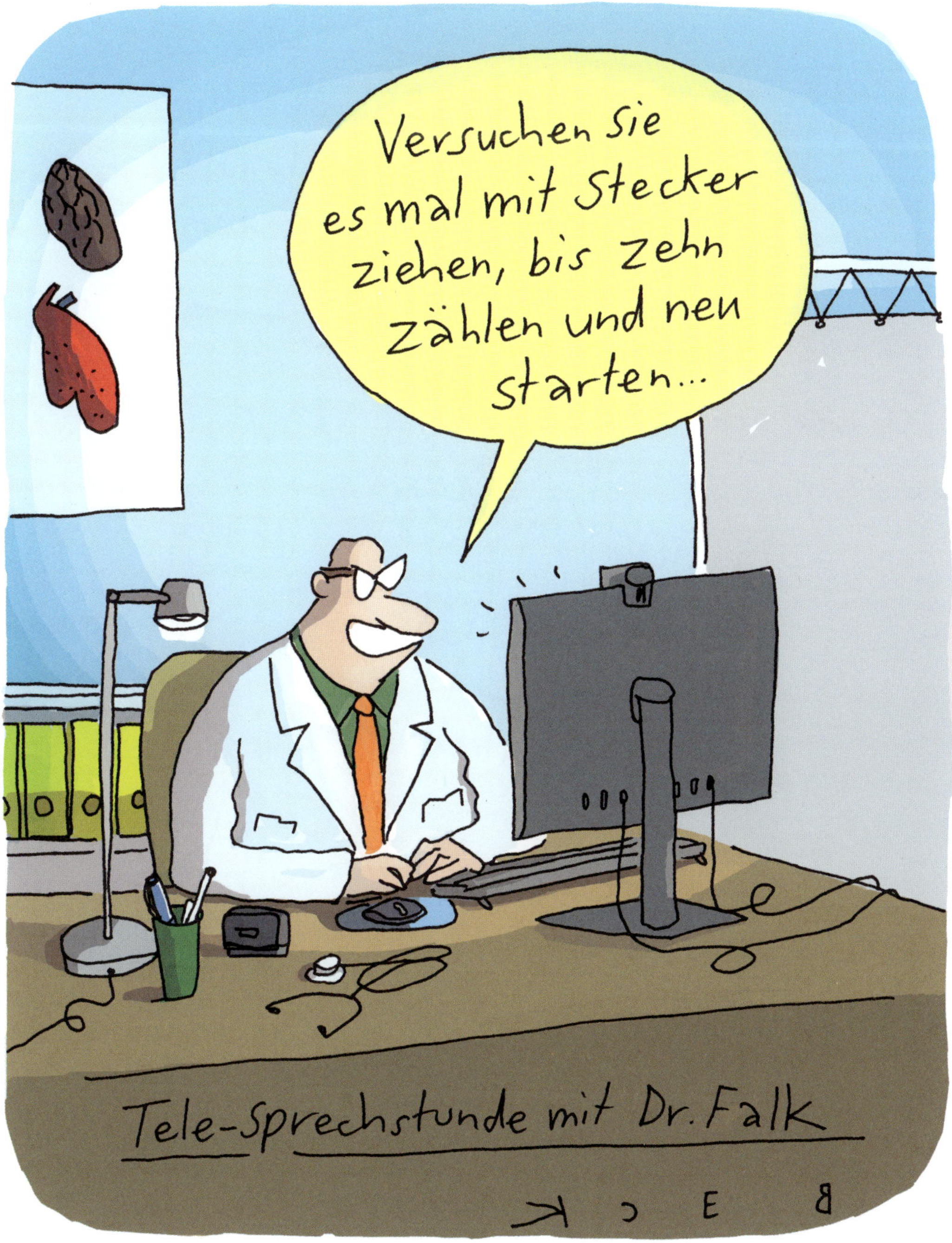
Versuchen Sie es mal mit Stecker ziehen, bis zehn zählen und neu starten...
Tele-Sprechstunde mit Dr. Falk
BECK

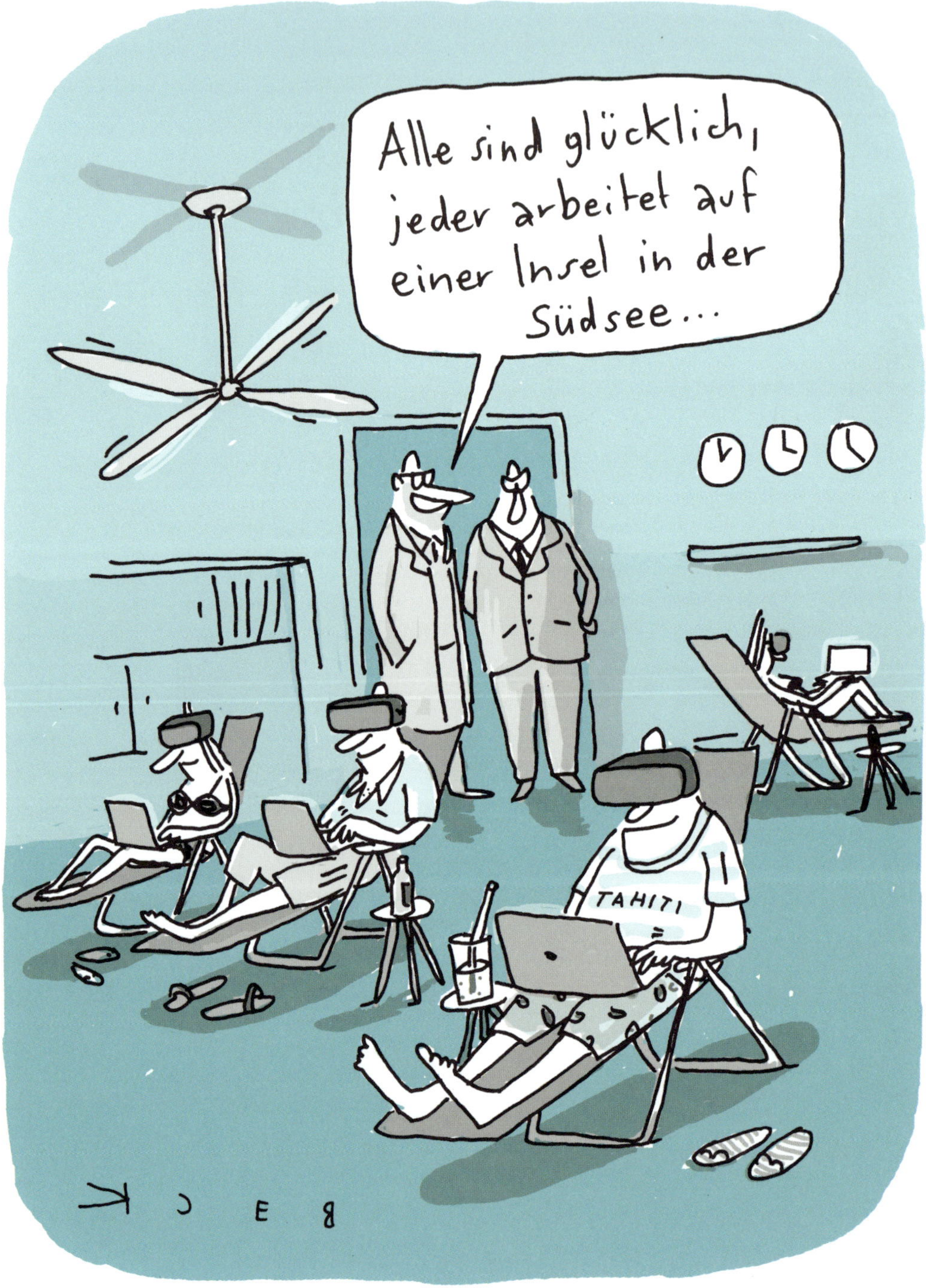
Alle sind glücklich, jeder arbeitet auf einer Insel in der Südsee...
TAHITI
BECK

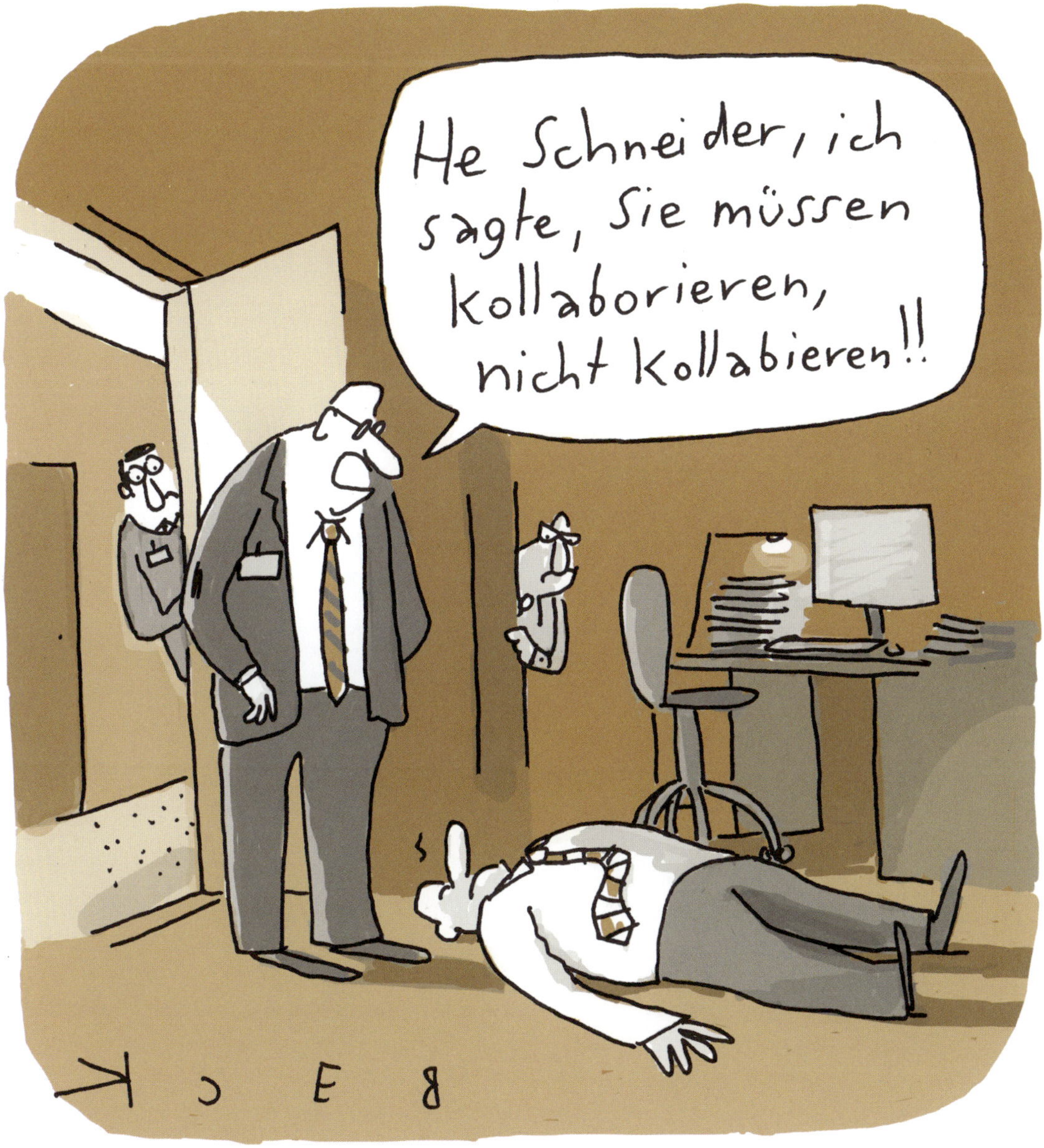
He Schneider, ich sagte, Sie müssen kollaborieren, nicht kollabieren!!
BECK

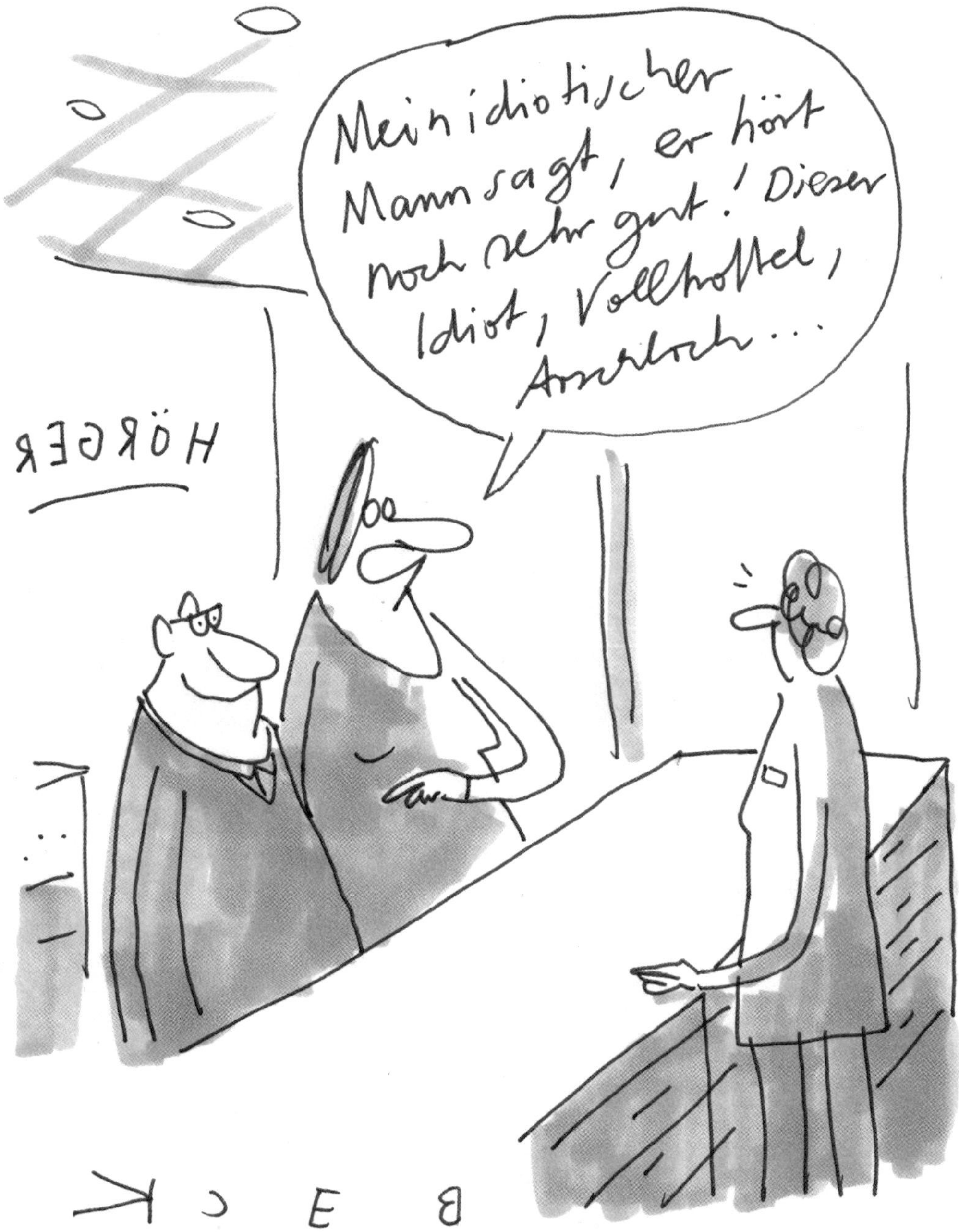
Mein idiotischer Mann sagt, er hört noch sehr gut! Dieser Idiot, Volltrottel, Arschloch ...
HÖRGER
BECK

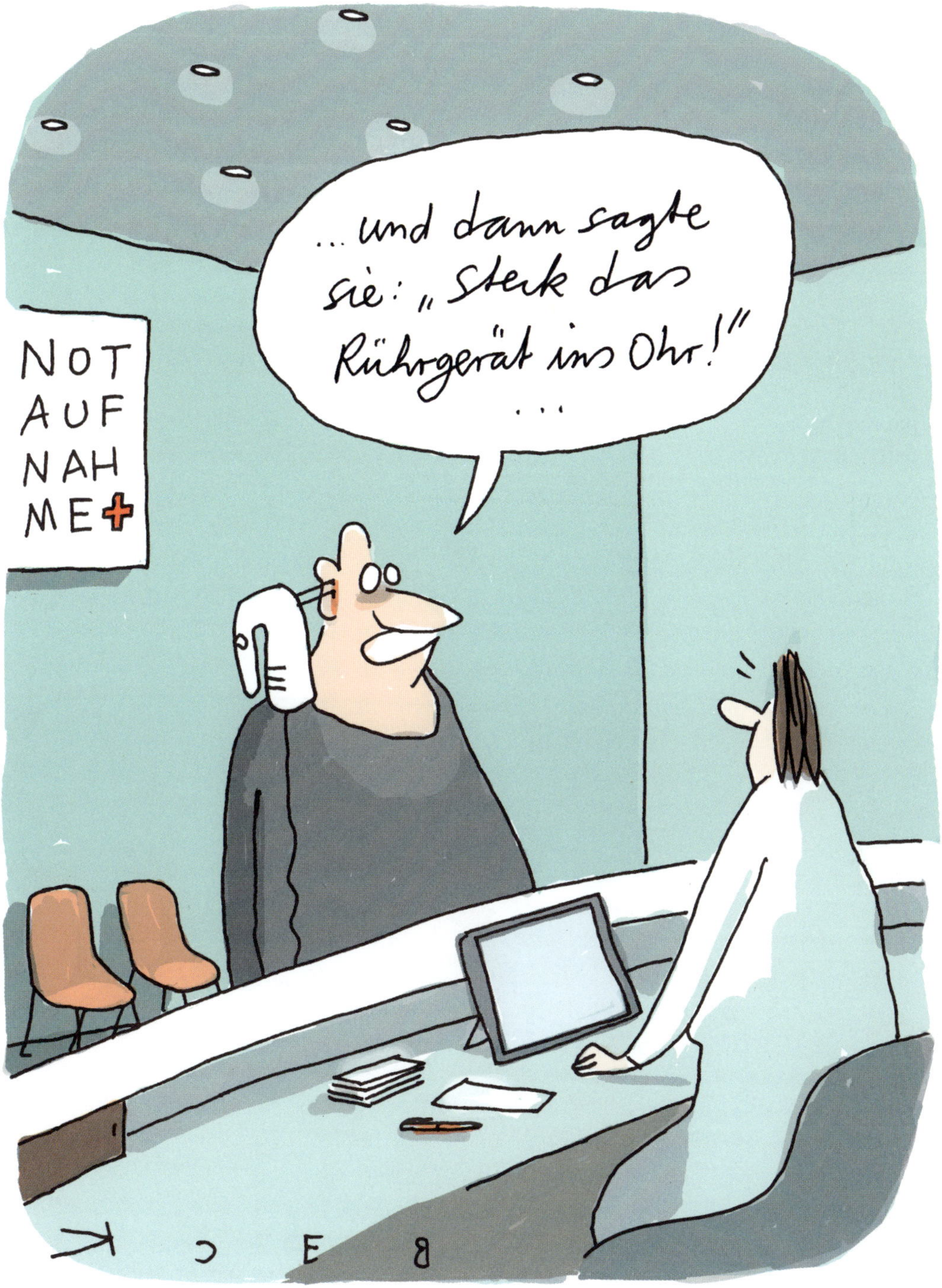
NOT AUF NAH ME
...und dann sagte sie: „Steck das Rührgerät ins Ohr!" ...

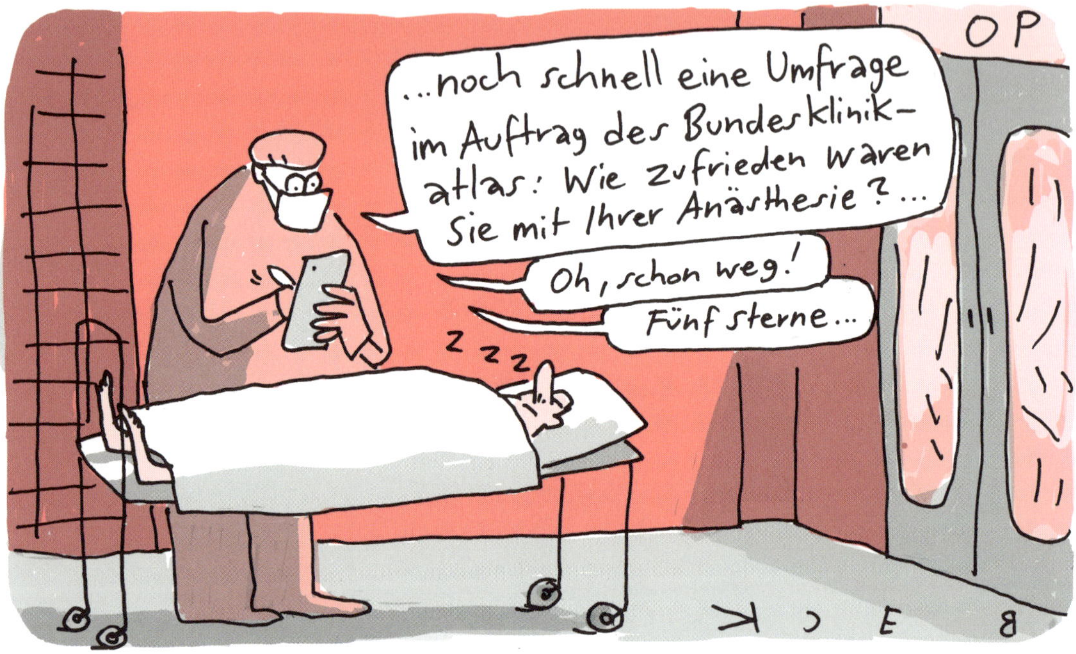
OP
...noch schnell eine Umfrage im Auftrag des Bundesklinik-atlas: Wie zufrieden waren Sie mit Ihrer Anästhesie?...
Oh, schon weg!
Fünf sterne...
z z z
KOEB

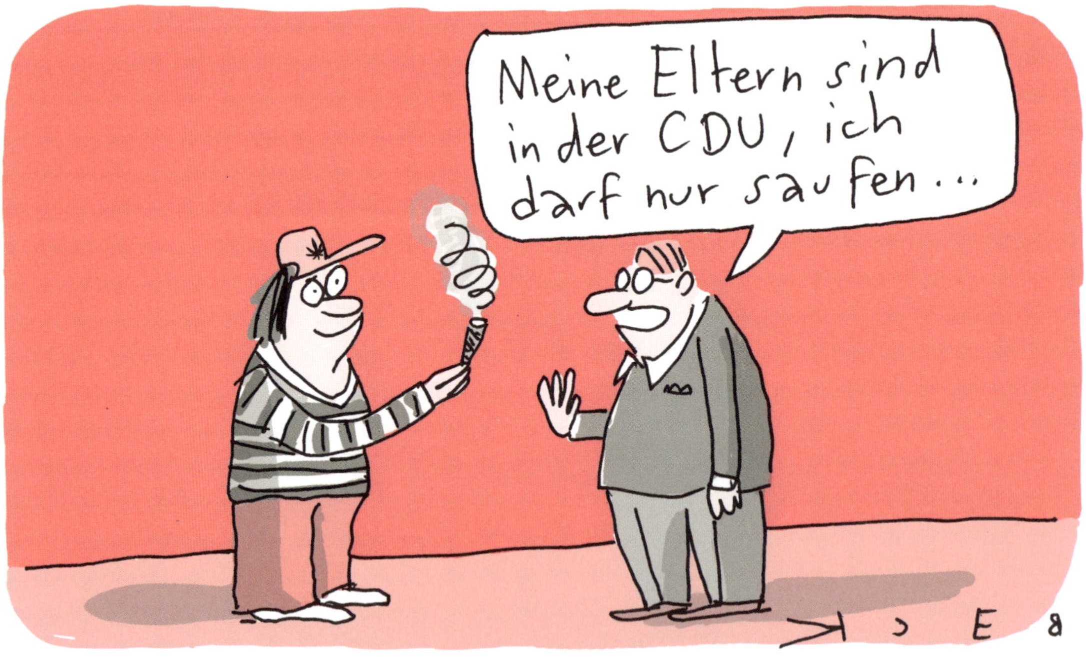
Meine Eltern sind in der CDU, ich darf nur saufen...
KOEB

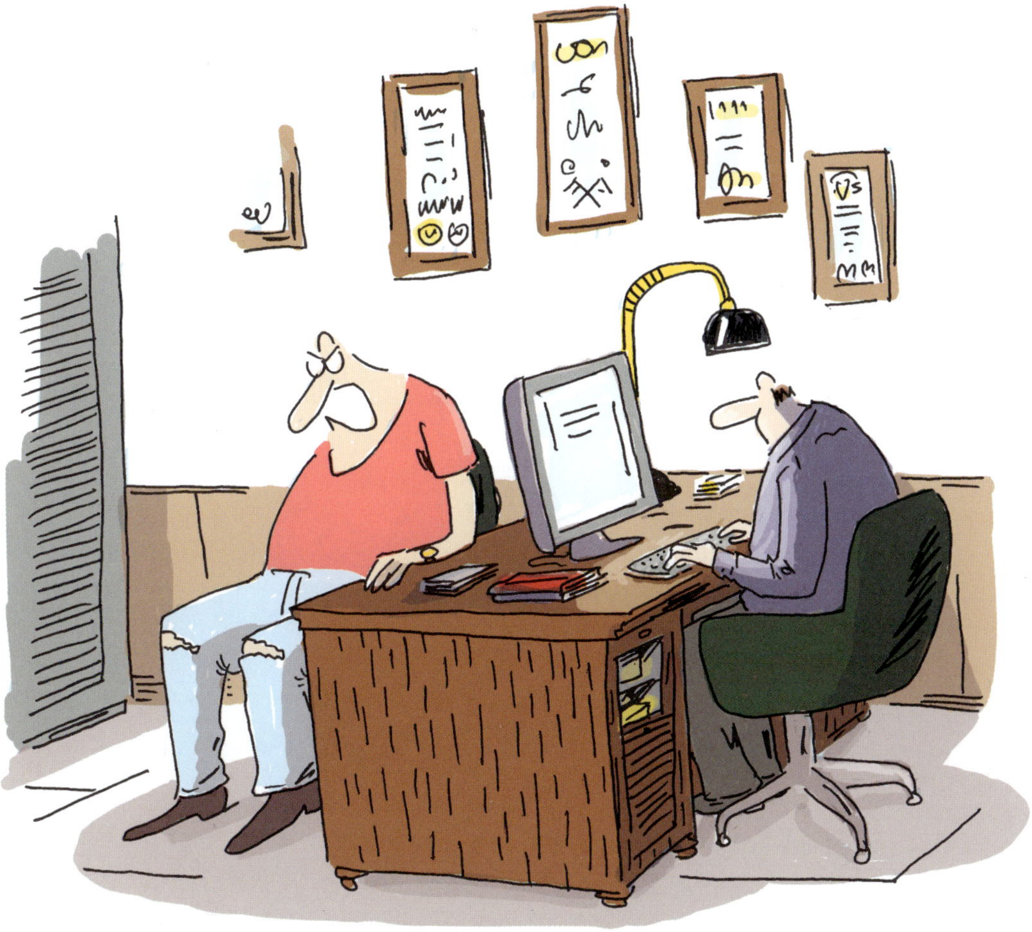

„Wenn ich im Sterben liege, wünsche ich keine lebensverlängernden Maßnahmen an meinen Hosen…"

BECK

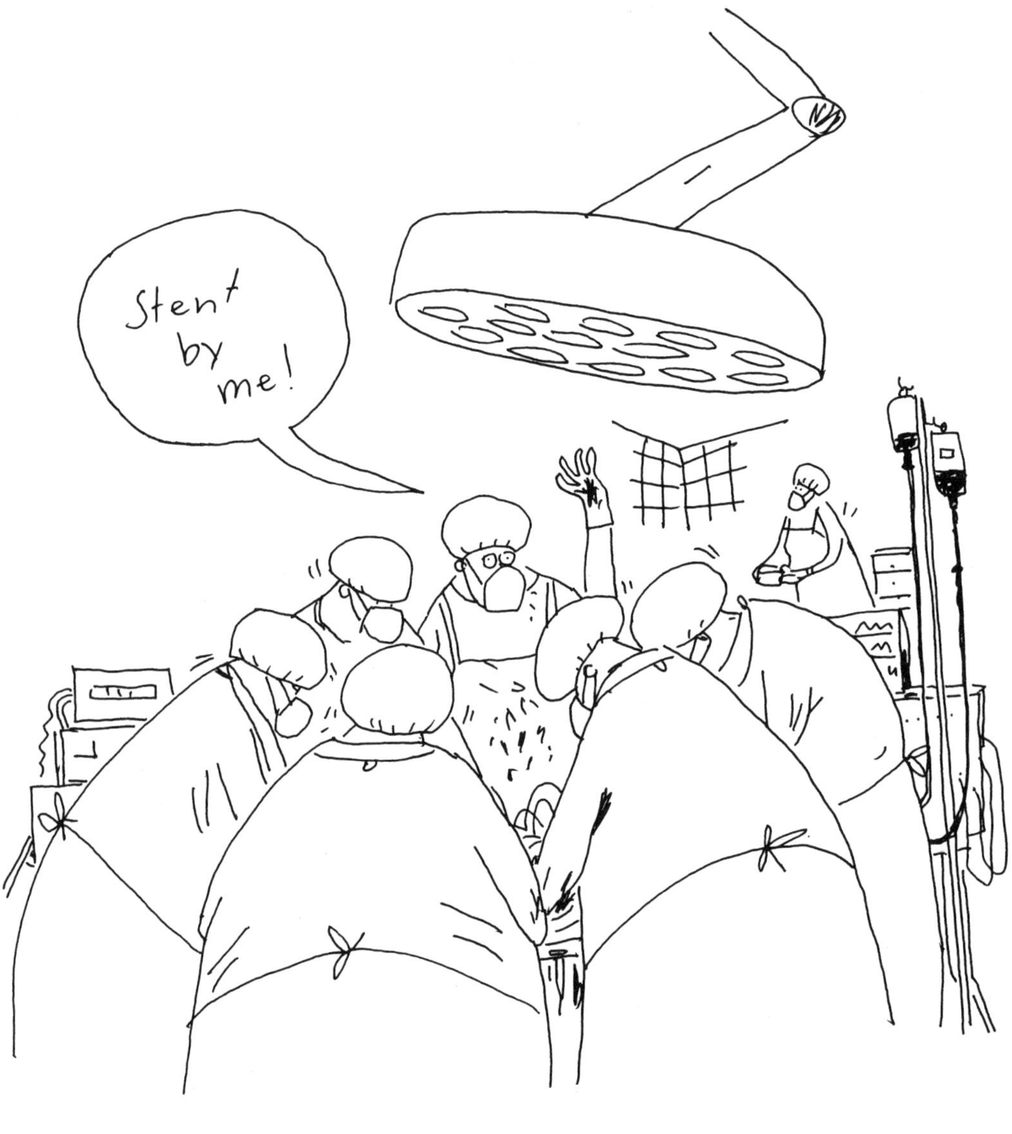

Neulich bei der Bypass-OP

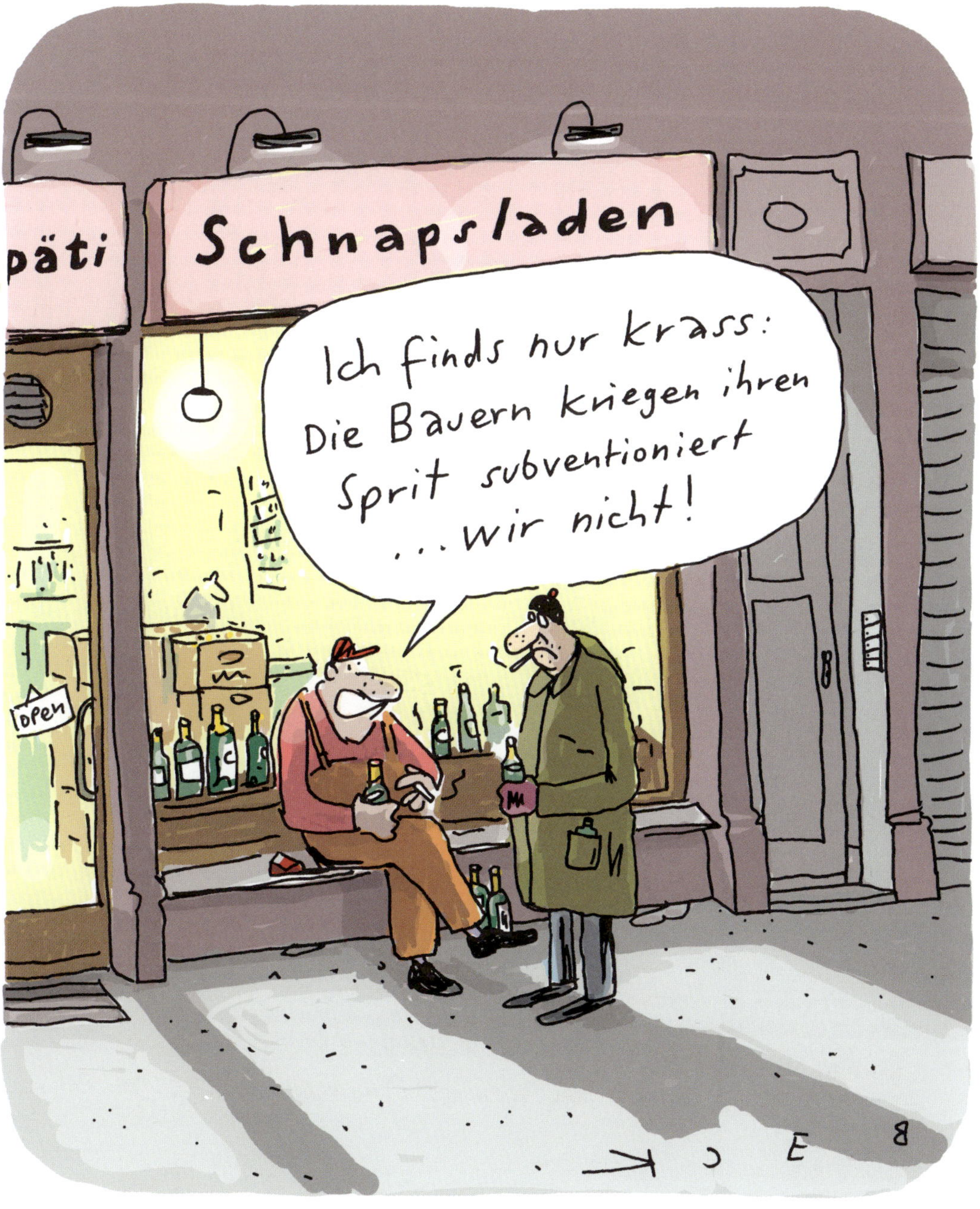
päti
Schnapsladen
Ich finds nur krass: Die Bauern kriegen ihren Sprit subventioniert ...wir nicht!
open
KOEB

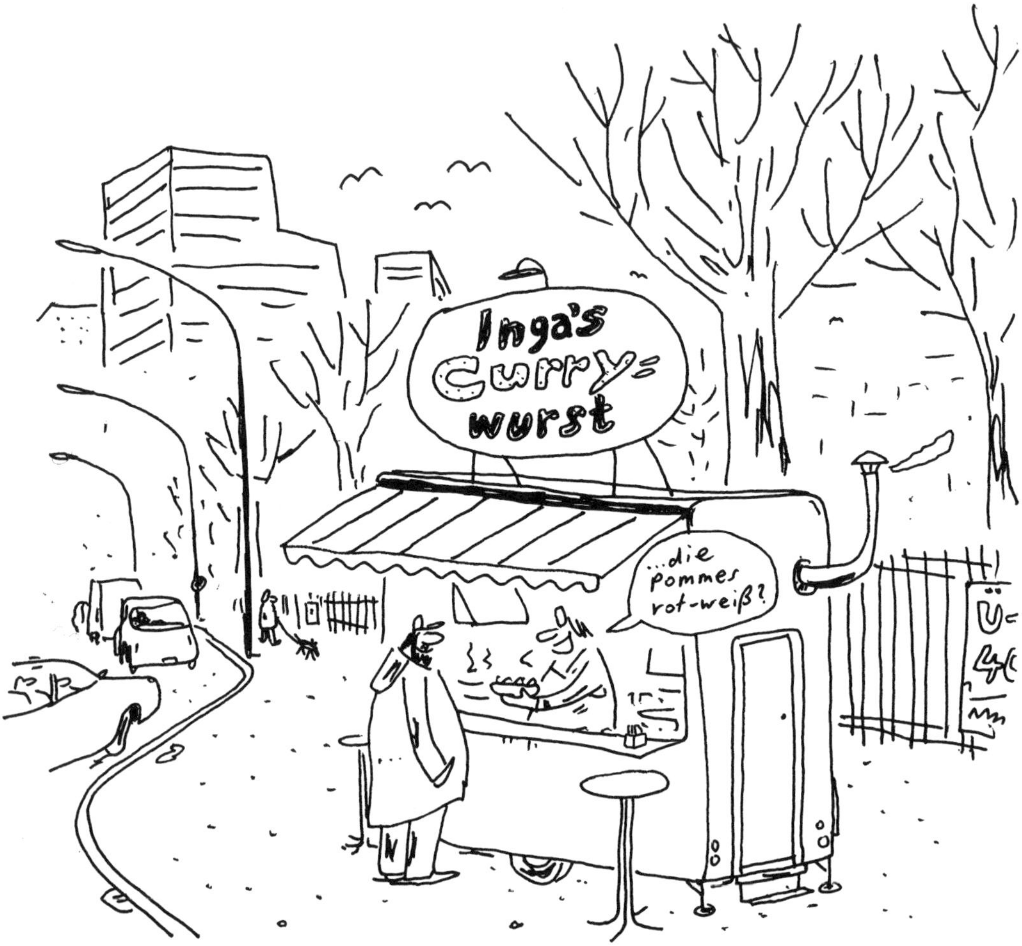

Liebes Tagebuch, heute wollte ich endlich mal was fürs Klima, oder wenigstens für meinen Beachbody tun. Aber dann dachte ich, egal, beides nicht zu retten und außerdem hatte ich just ein paar Euros in meiner Jackentasche gefunden ....

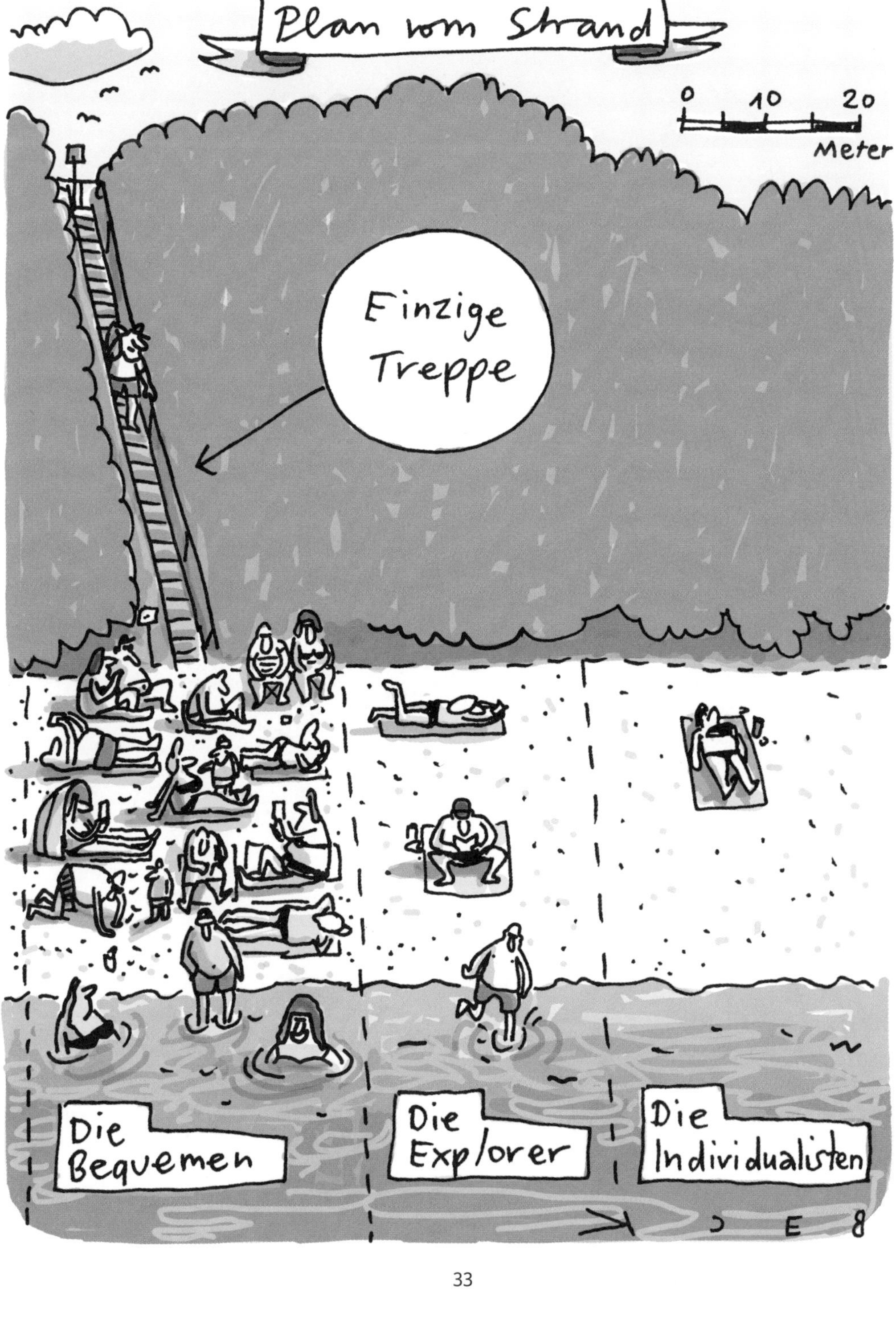
Plan vom Strand
0 10 20
Meter
Einzige Treppe
Die Bequemen
Die Explorer
Die Individualisten

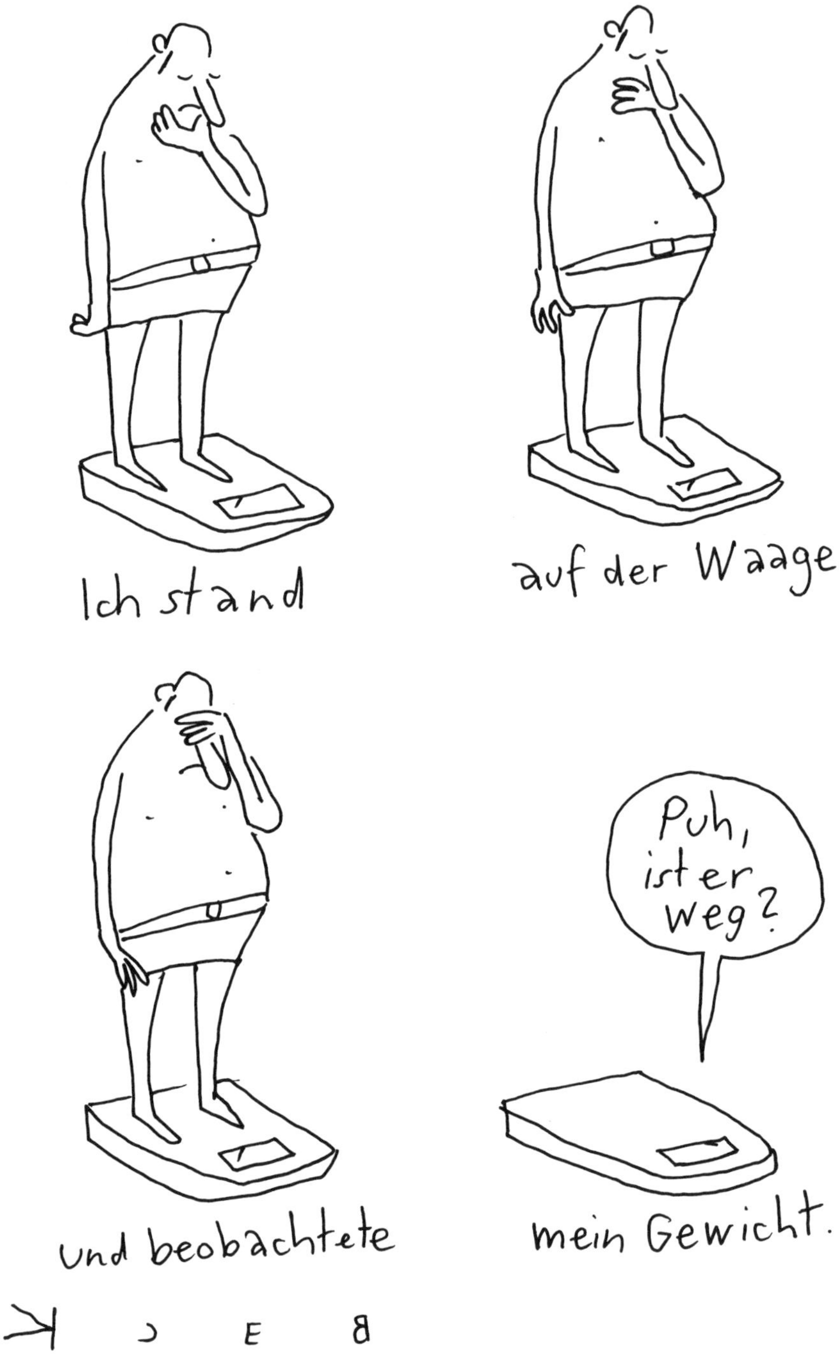
Ich stand
auf der Waage
und beobachtete
Puh, ist er weg?
mein Gewicht.

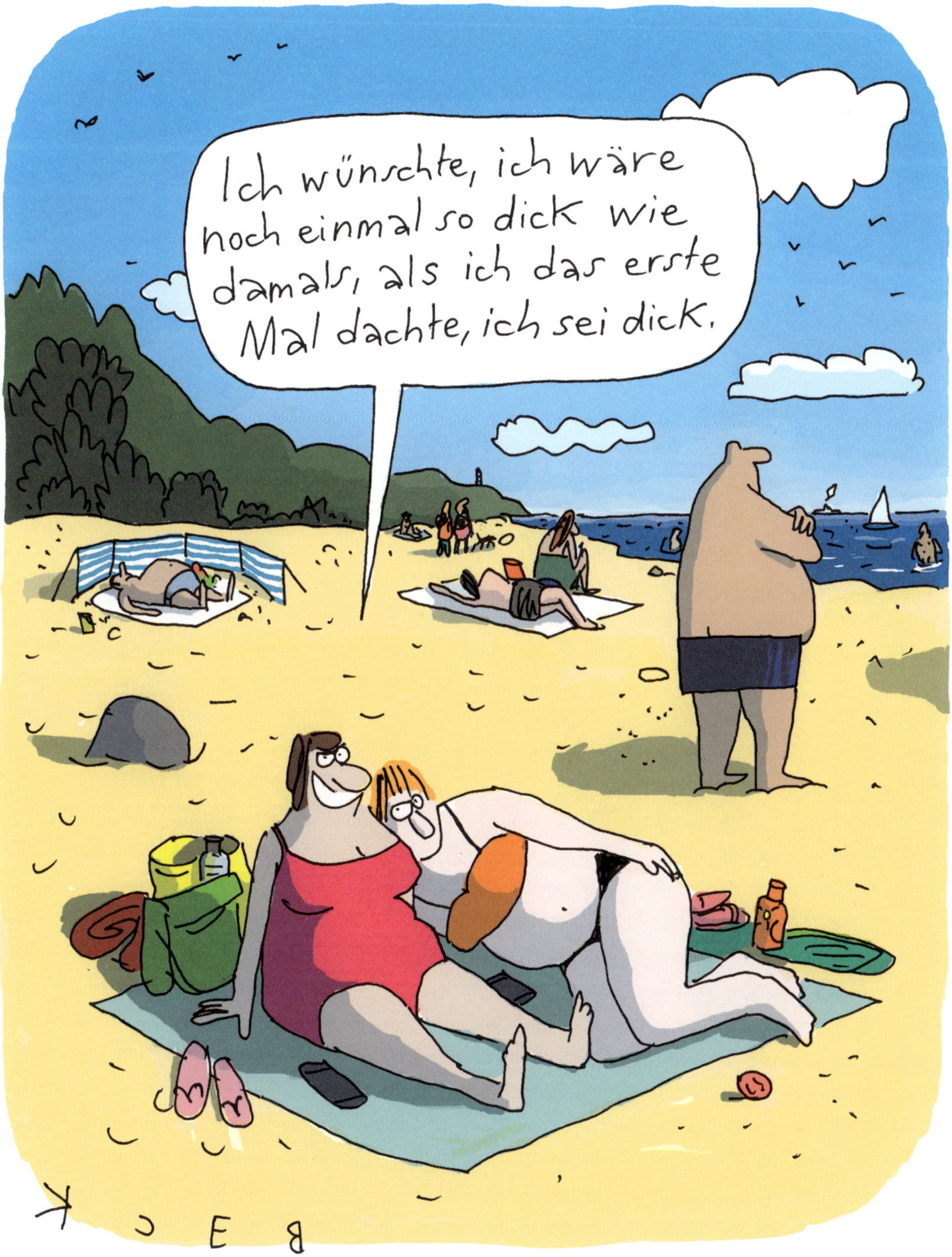
Ich wünschte, ich wäre noch einmal so dick wie damals, als ich das erste Mal dachte, ich sei dick.

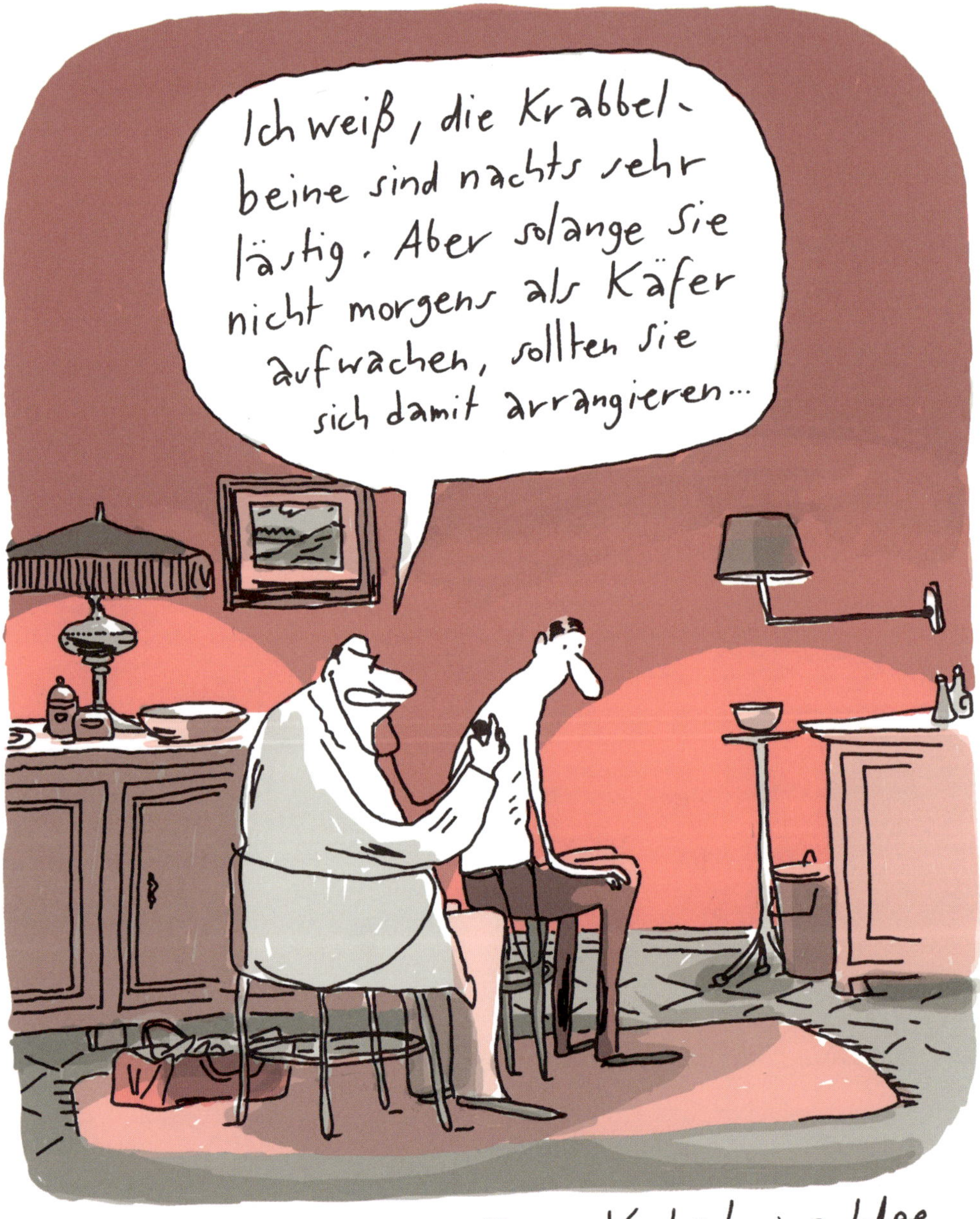
Ich weiß, die Krabbelbeine sind nachts sehr lästig. Aber solange sie nicht morgens als Käfer aufwachen, sollten sie sich damit arrangieren...

Restless Legs – oder: Franz K. hat eine Idee

ɔ E 8

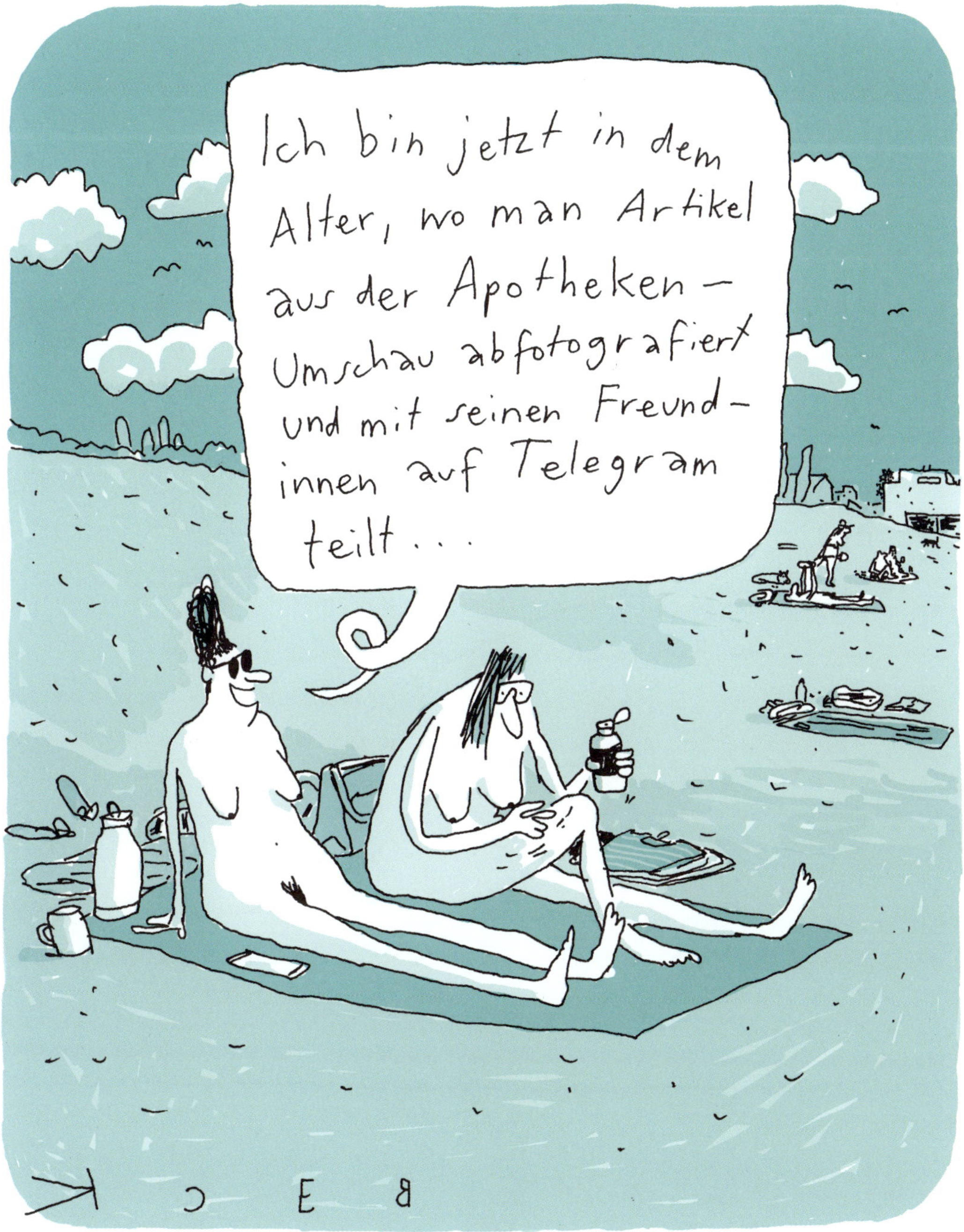
Ich bin jetzt in dem Alter, wo man Artikel aus der Apotheken-Umschau abfotografiert und mit seinen Freund-innen auf Telegram teilt ...

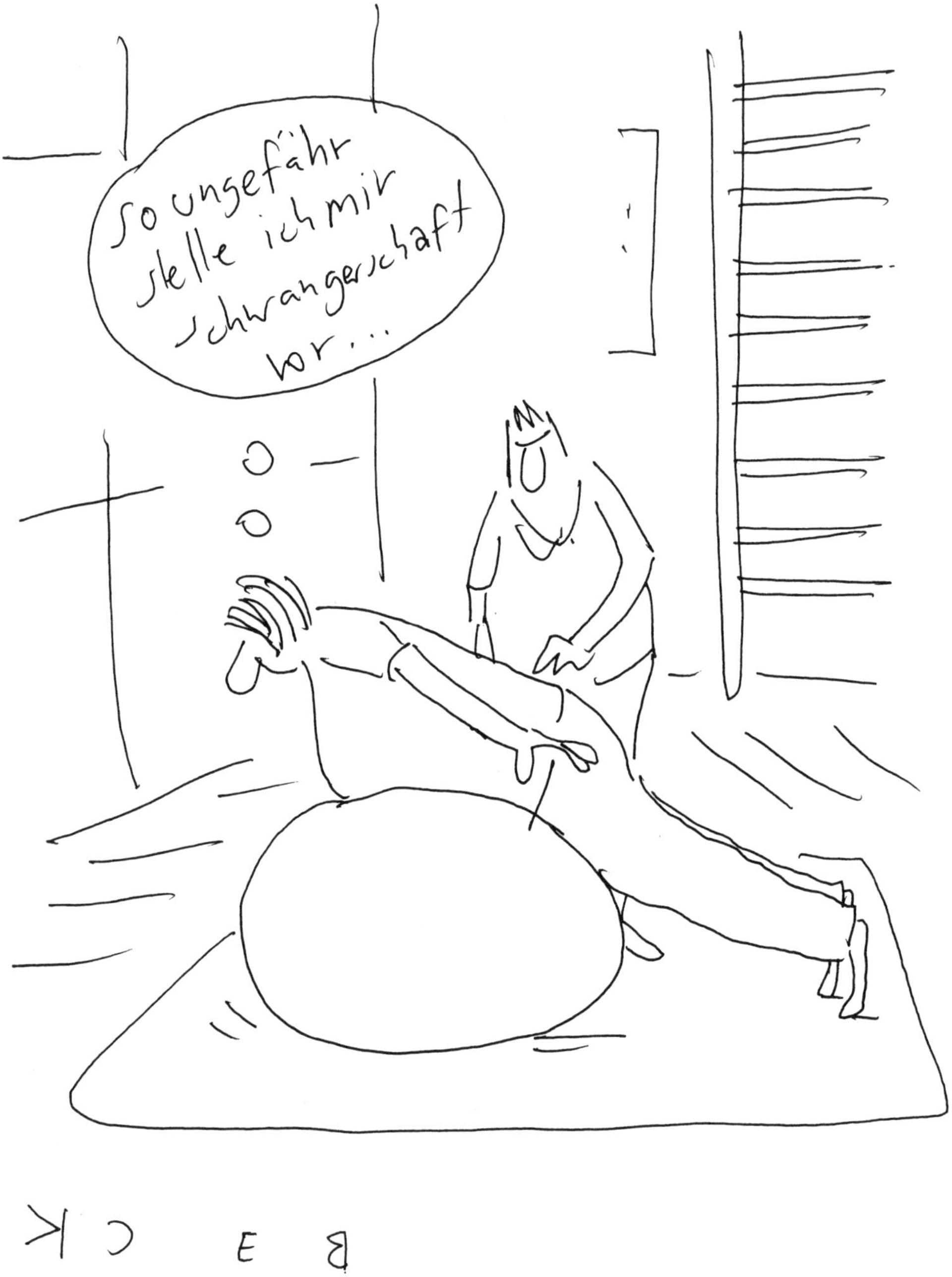
so ungefähr stelle ich mir schwangerschaft vor…

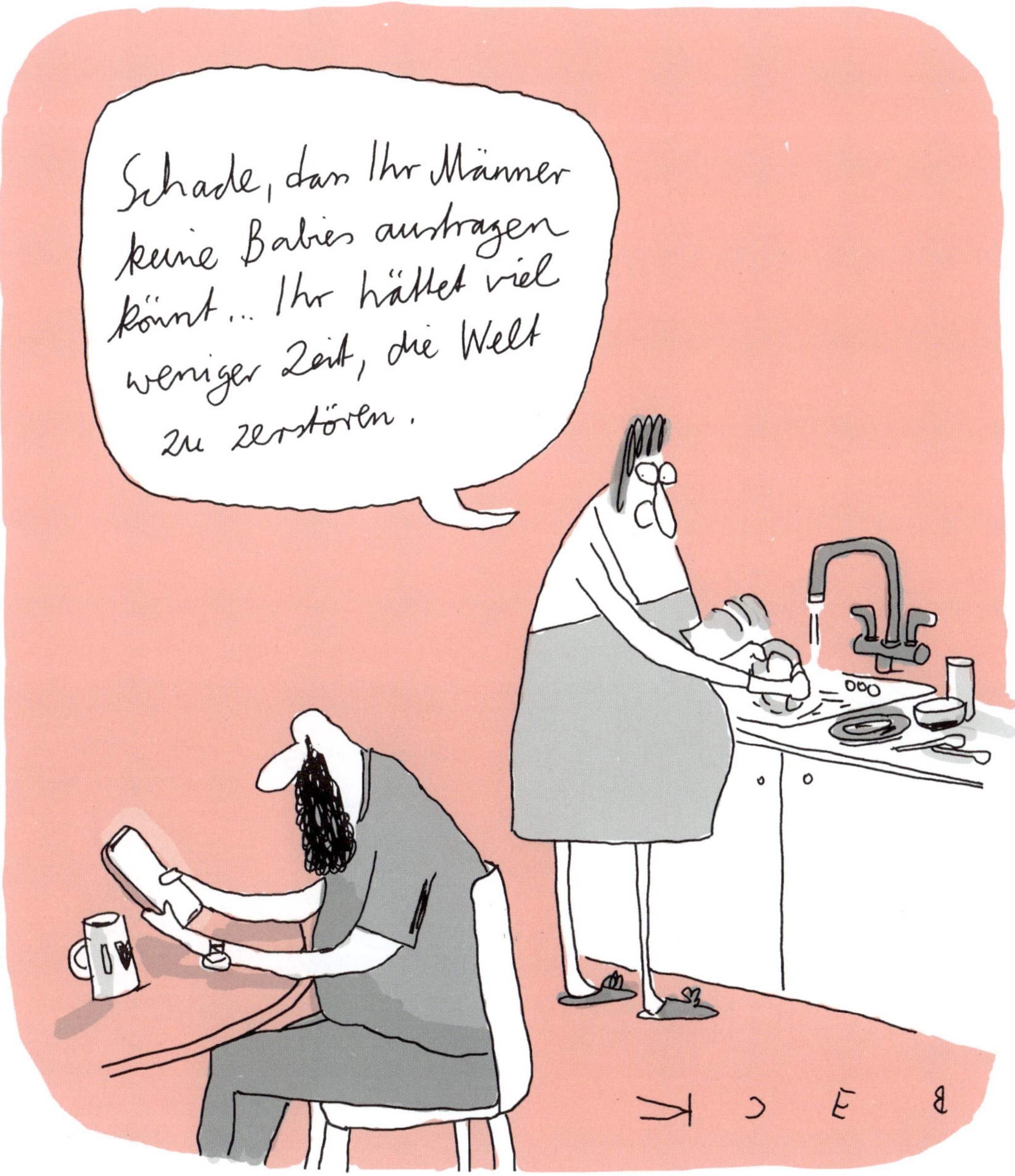
Schade, dass Ihr Männer keine Babies austragen könnt... Ihr hättet viel weniger Zeit, die Welt zu zerstören.

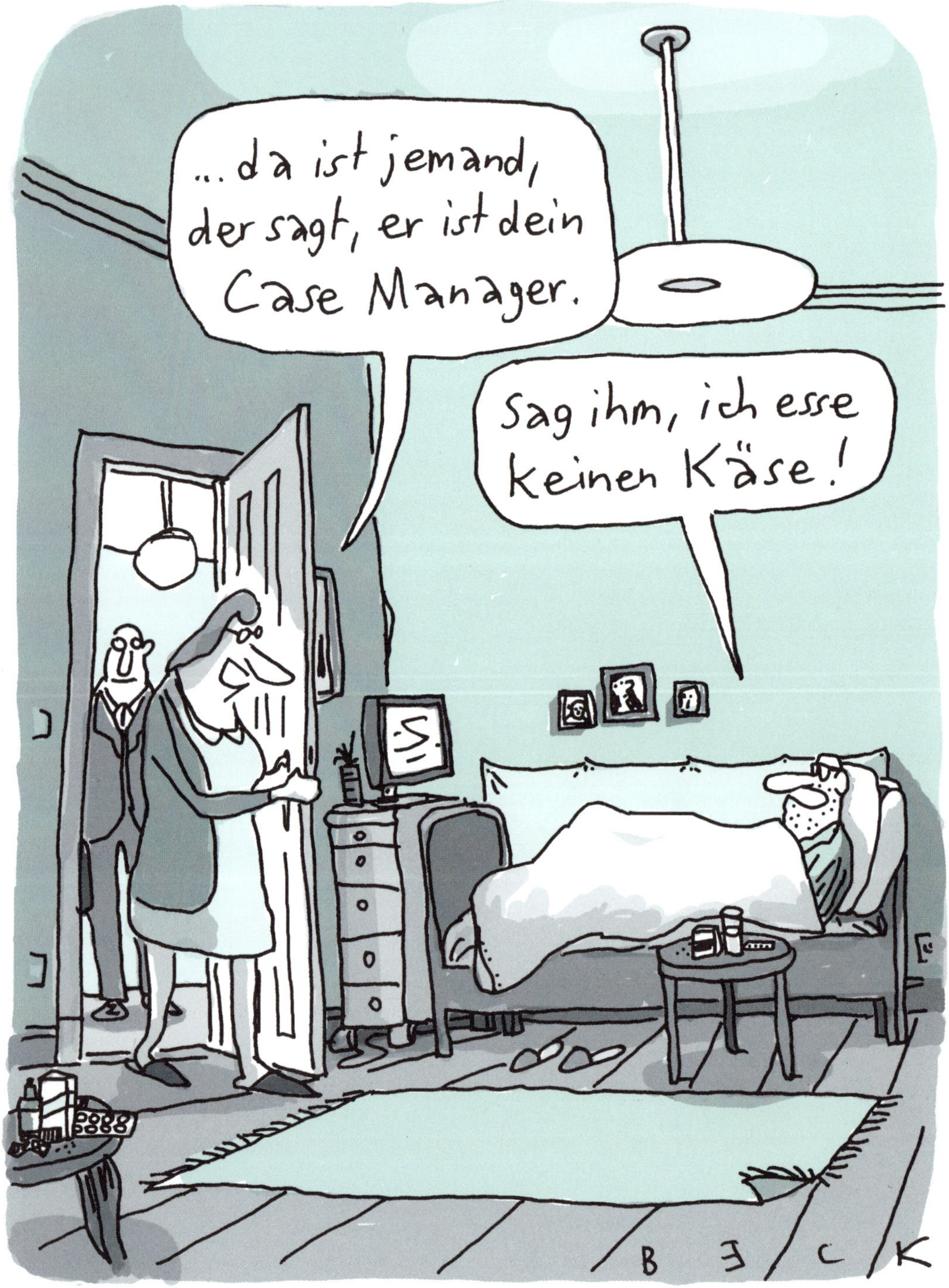
... da ist jemand, der sagt, er ist dein Case Manager.
Sag ihm, ich esse keinen Käse!
BECK

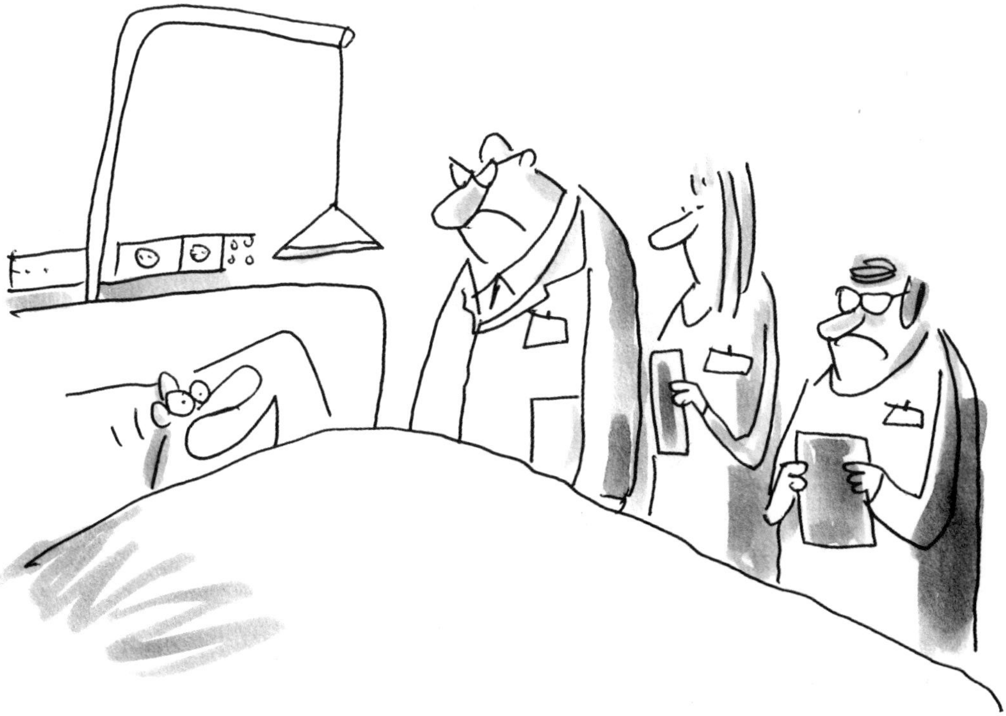

„Wie es uns geht"? „Uns" ginge es schon viel besser, wenn man „uns" einfach siezen würde!

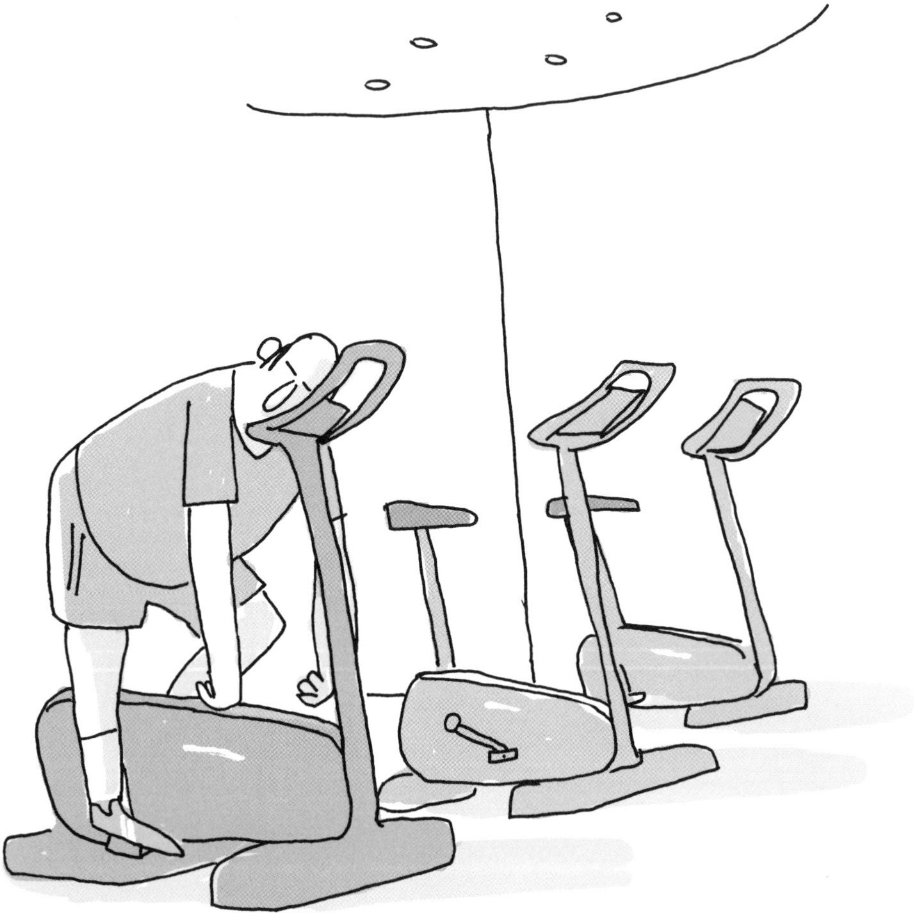

Nach Feierabend ins Fitnessstudio, den Büroschlaf nachholen ...

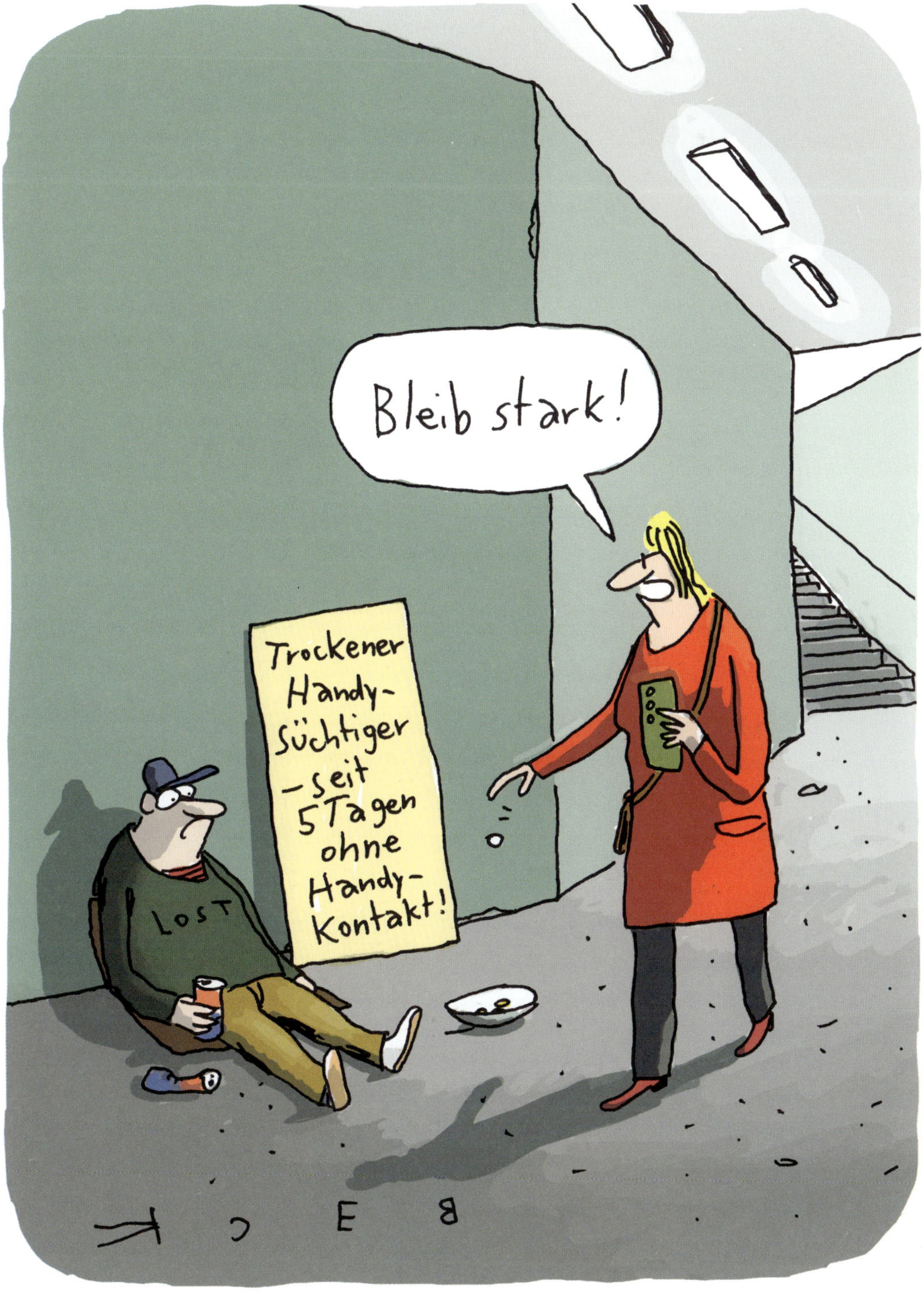

Bleib stark!
Trockener Handy-Süchtiger – seit 5 Tagen ohne Handy-Kontakt!
LOST

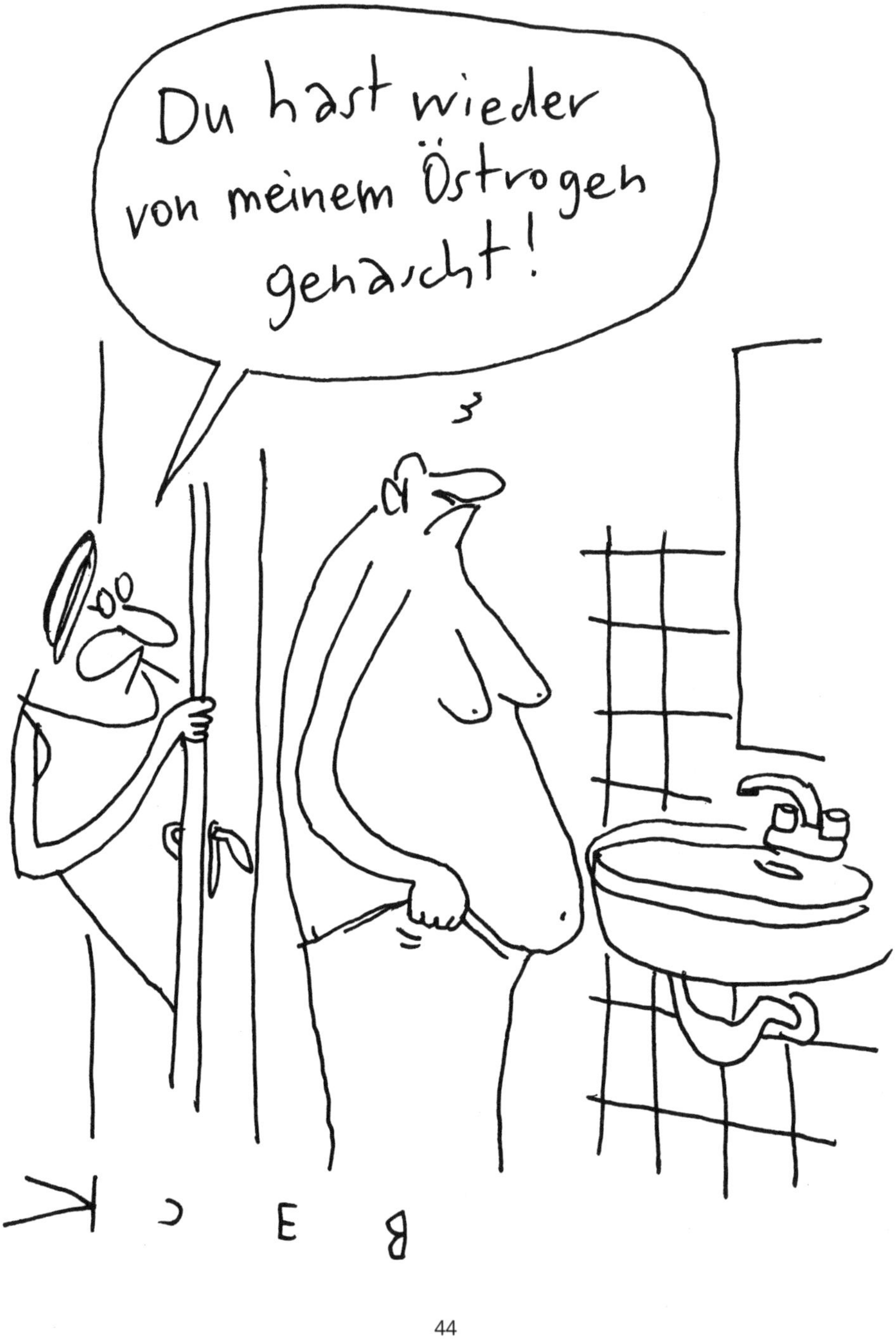
Du hast wieder von meinem Östrogen genascht!

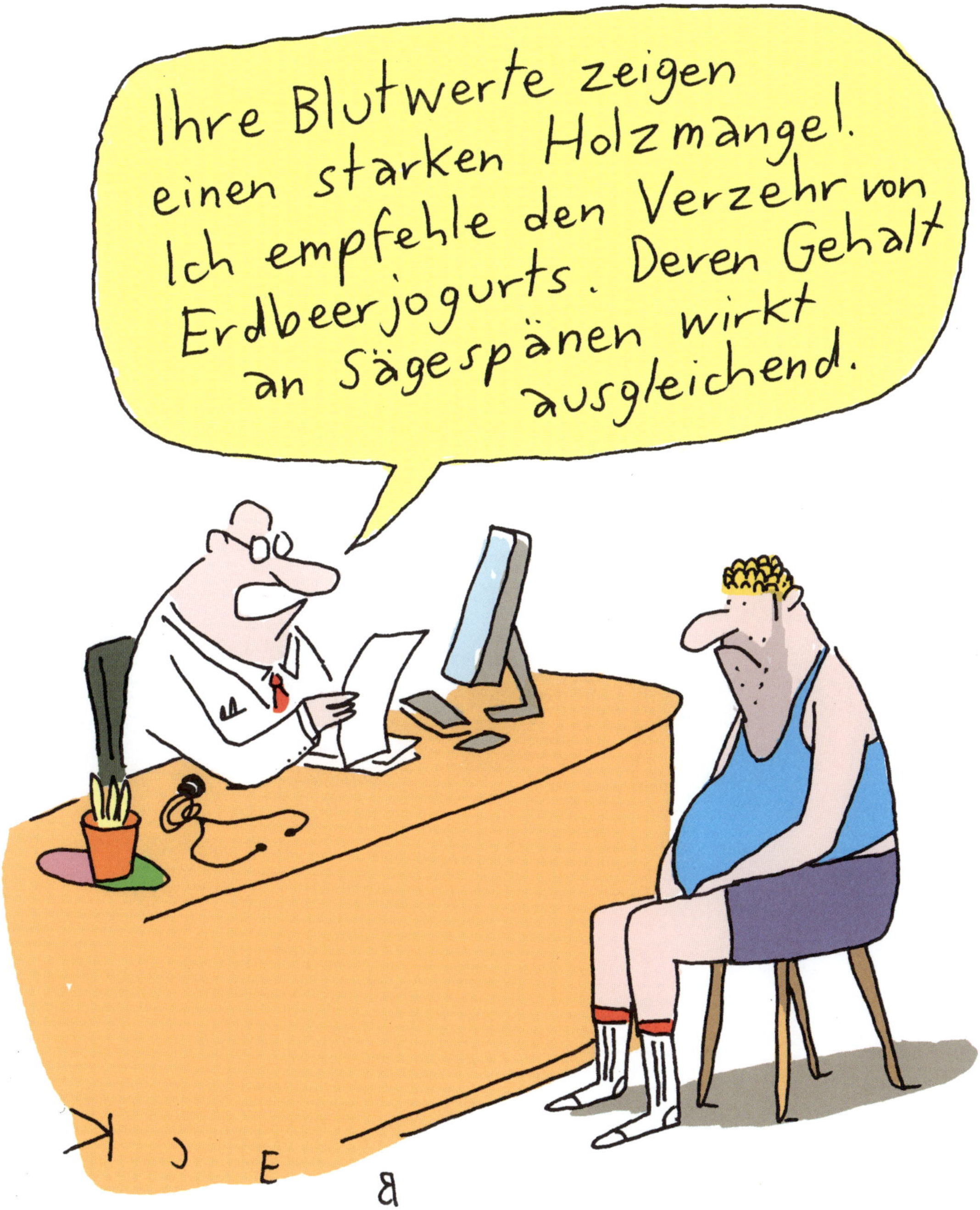
Ihre Blutwerte zeigen einen starken Holzmangel. Ich empfehle den Verzehr von Erdbeerjogurts. Deren Gehalt an Sägespänen wirkt ausgleichend.
KJEB

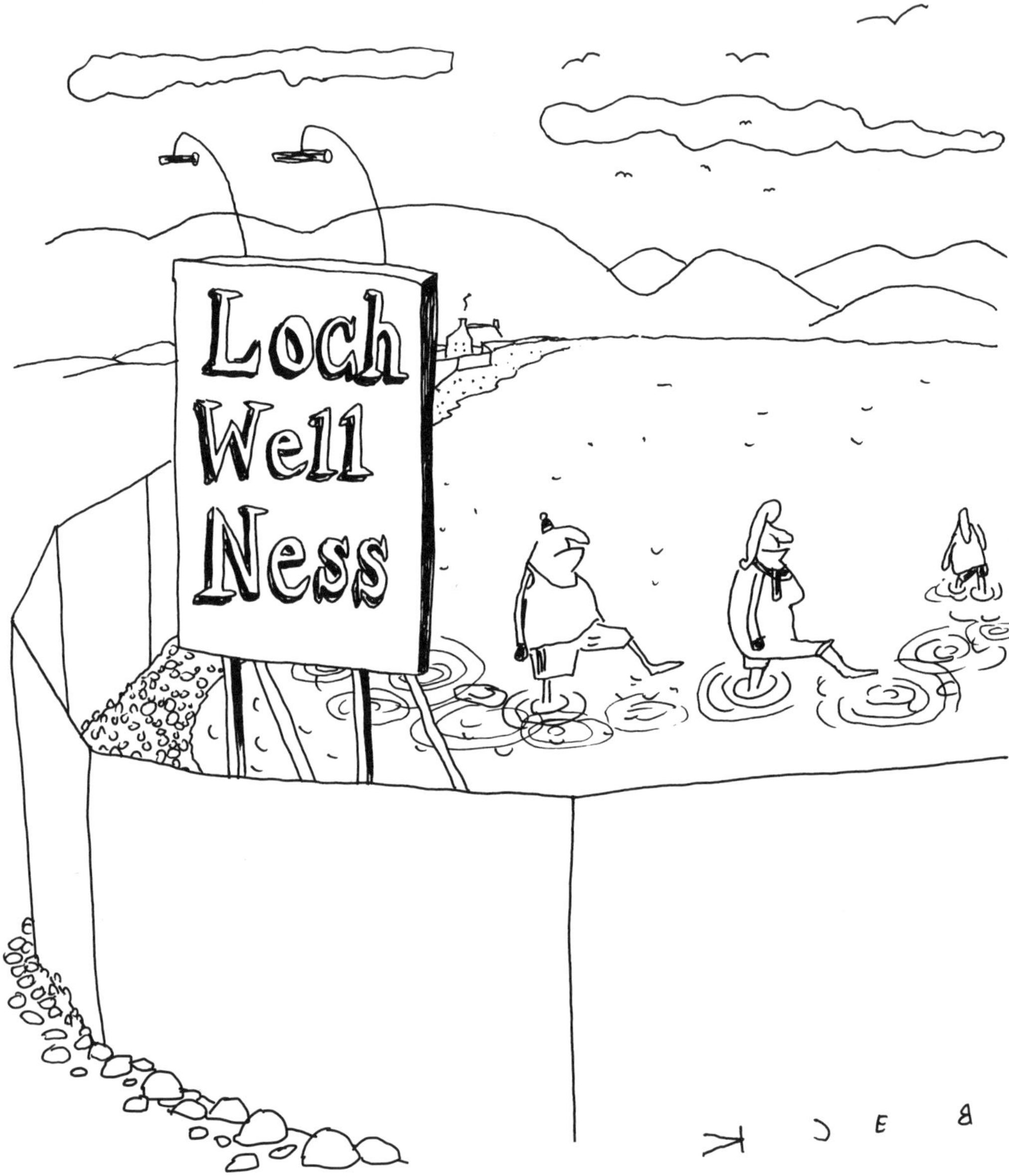
Loch
Well
Ness

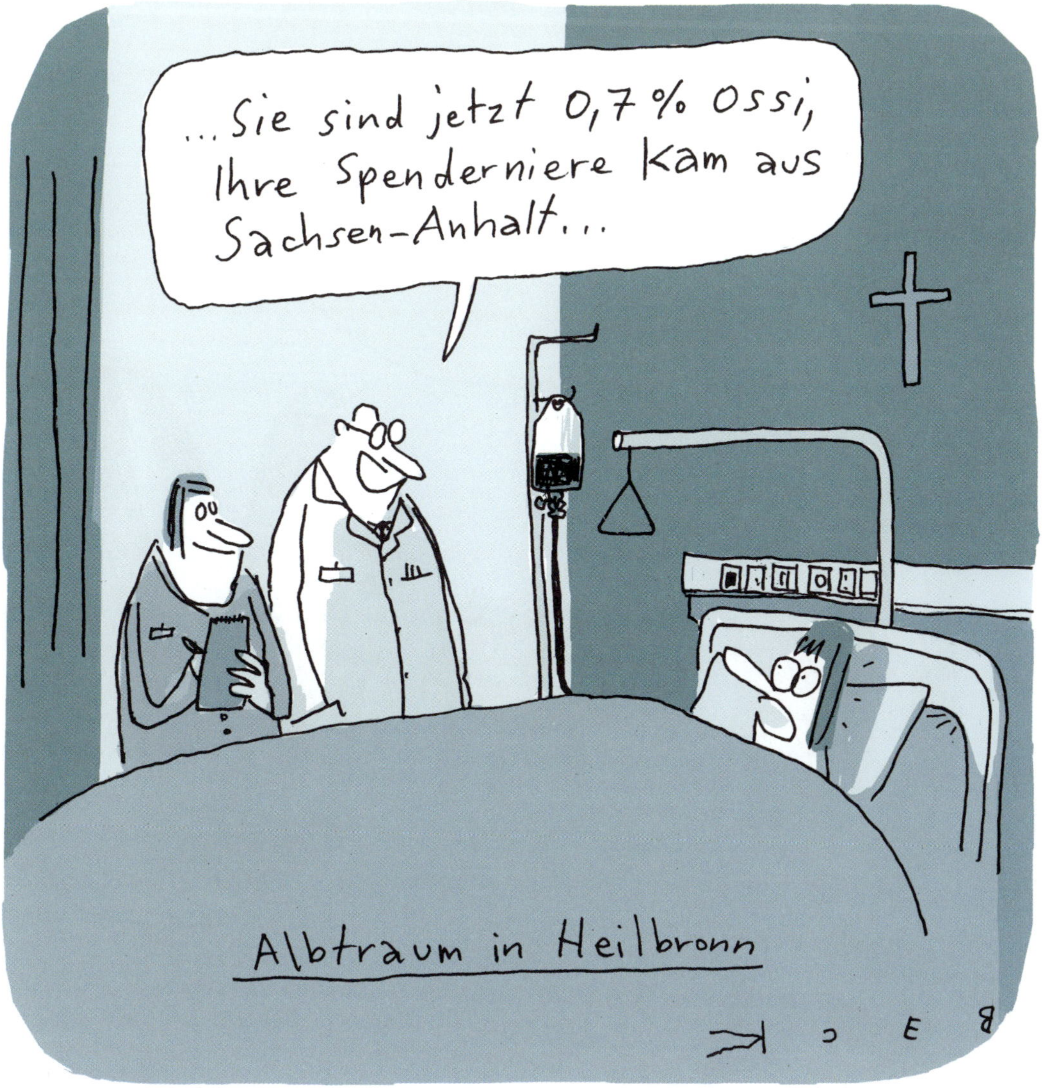
...Sie sind jetzt 0,7 % Ossi, Ihre Spenderniere kam aus Sachsen-Anhalt...
Albtraum in Heilbronn
JOCE

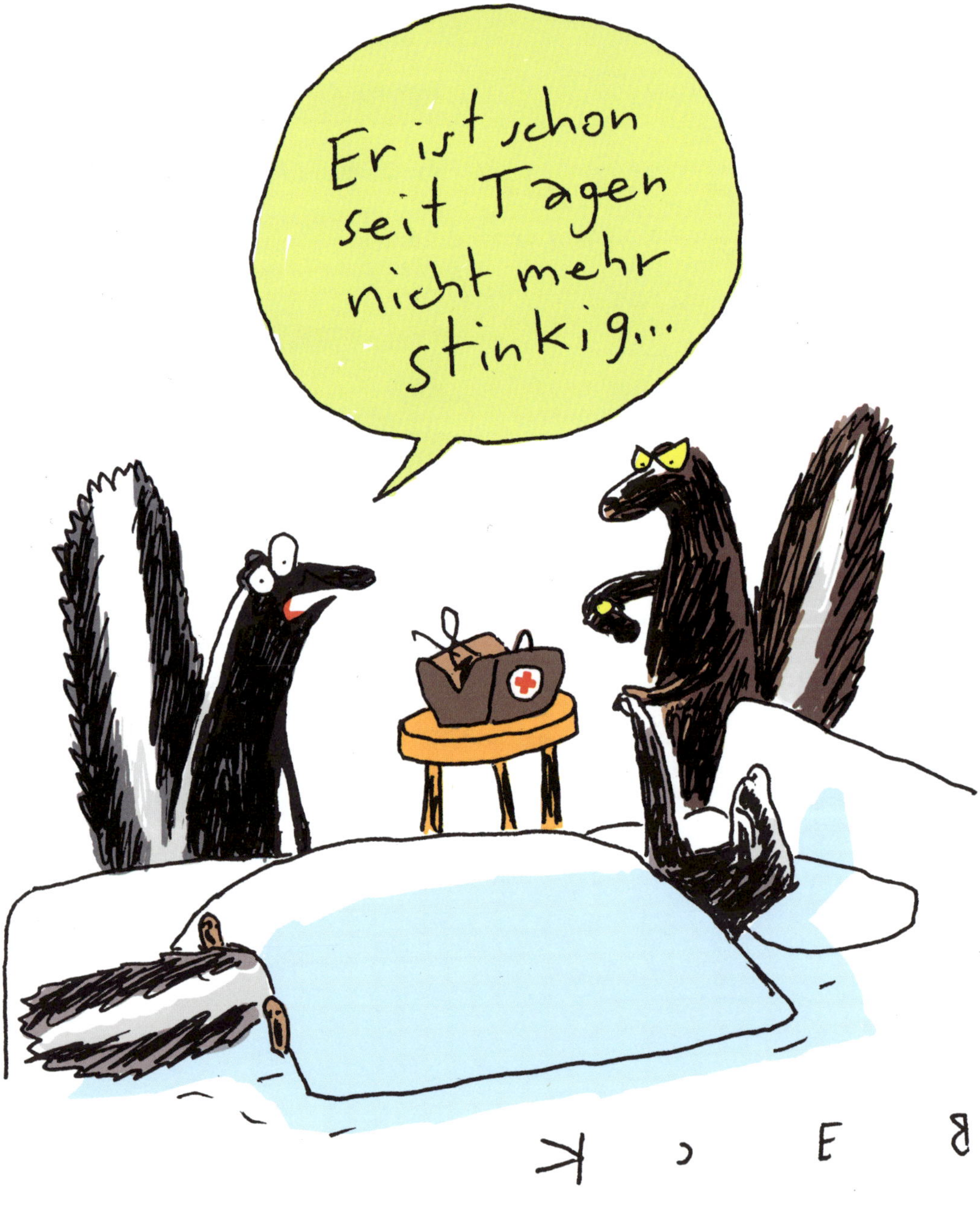
Er ist schon seit Tagen nicht mehr stinkig...

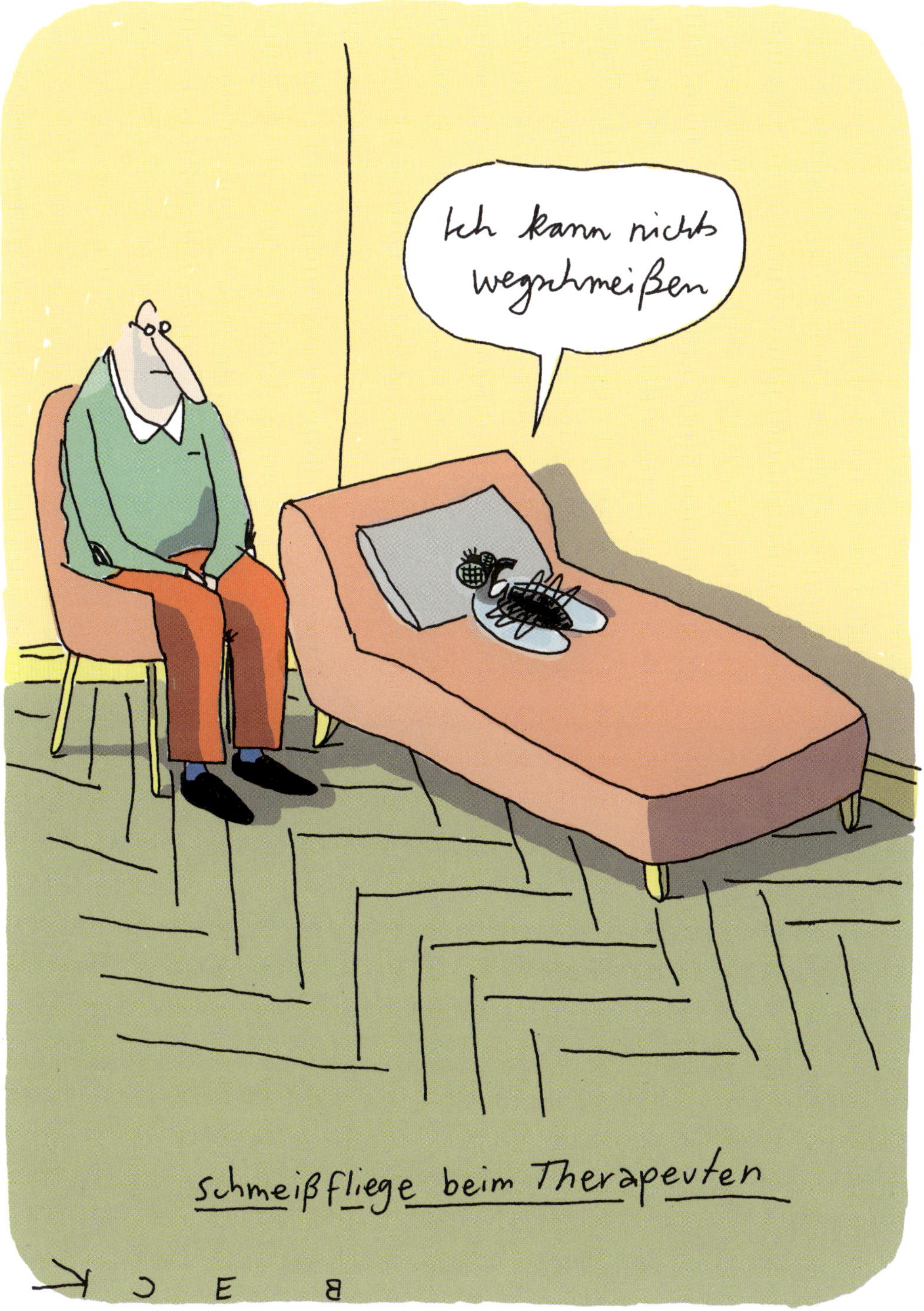

Schmeißfliege beim Therapeuten

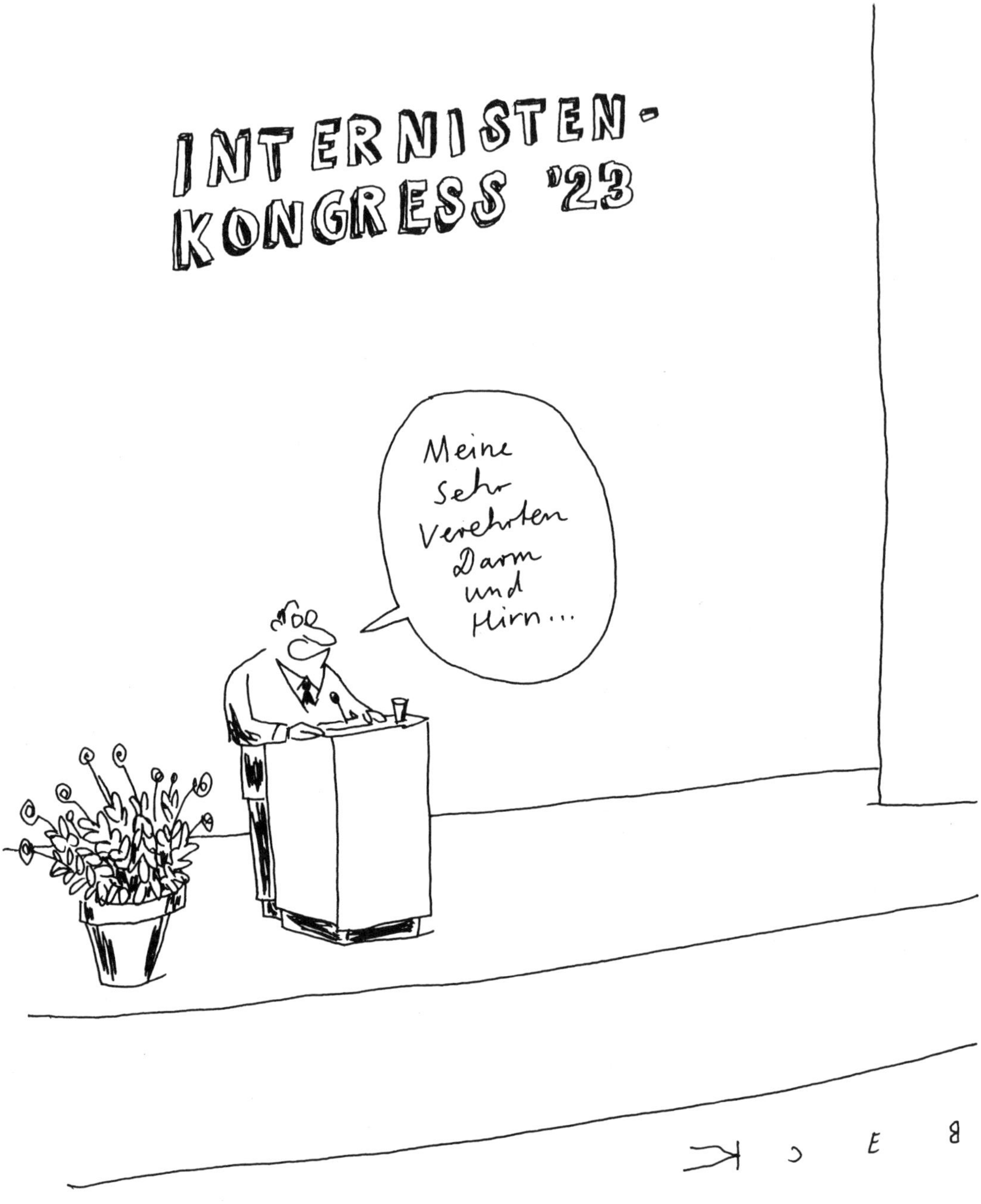
INTERNISTEN-
KONGRESS '23
Meine sehr verehrten Darm und Hirn...
HOEB

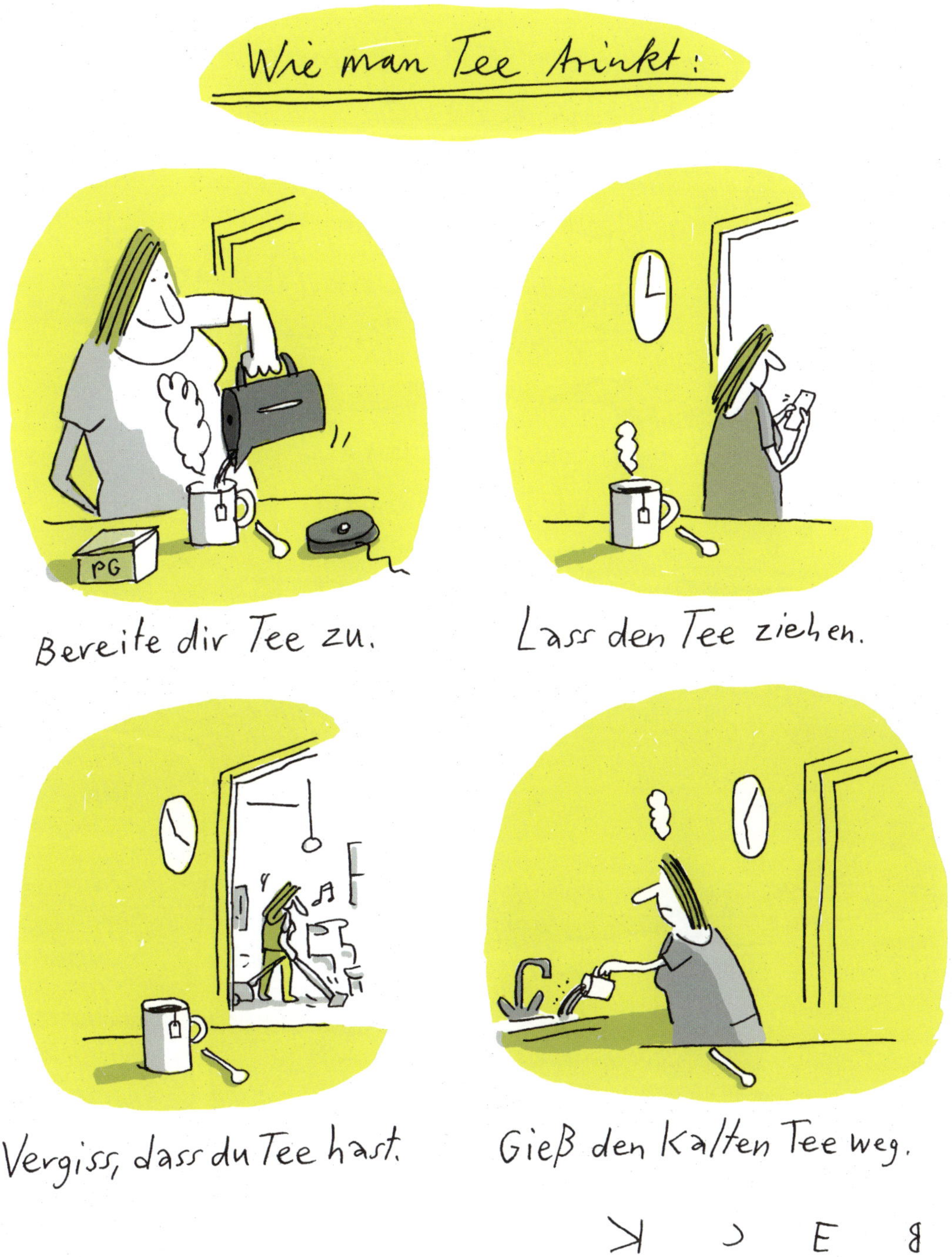
Wie man Tee trinkt:
PG
Bereite dir Tee zu.
Lass den Tee ziehen.
Vergiss, dass du Tee hast.
Gieß den kalten Tee weg.

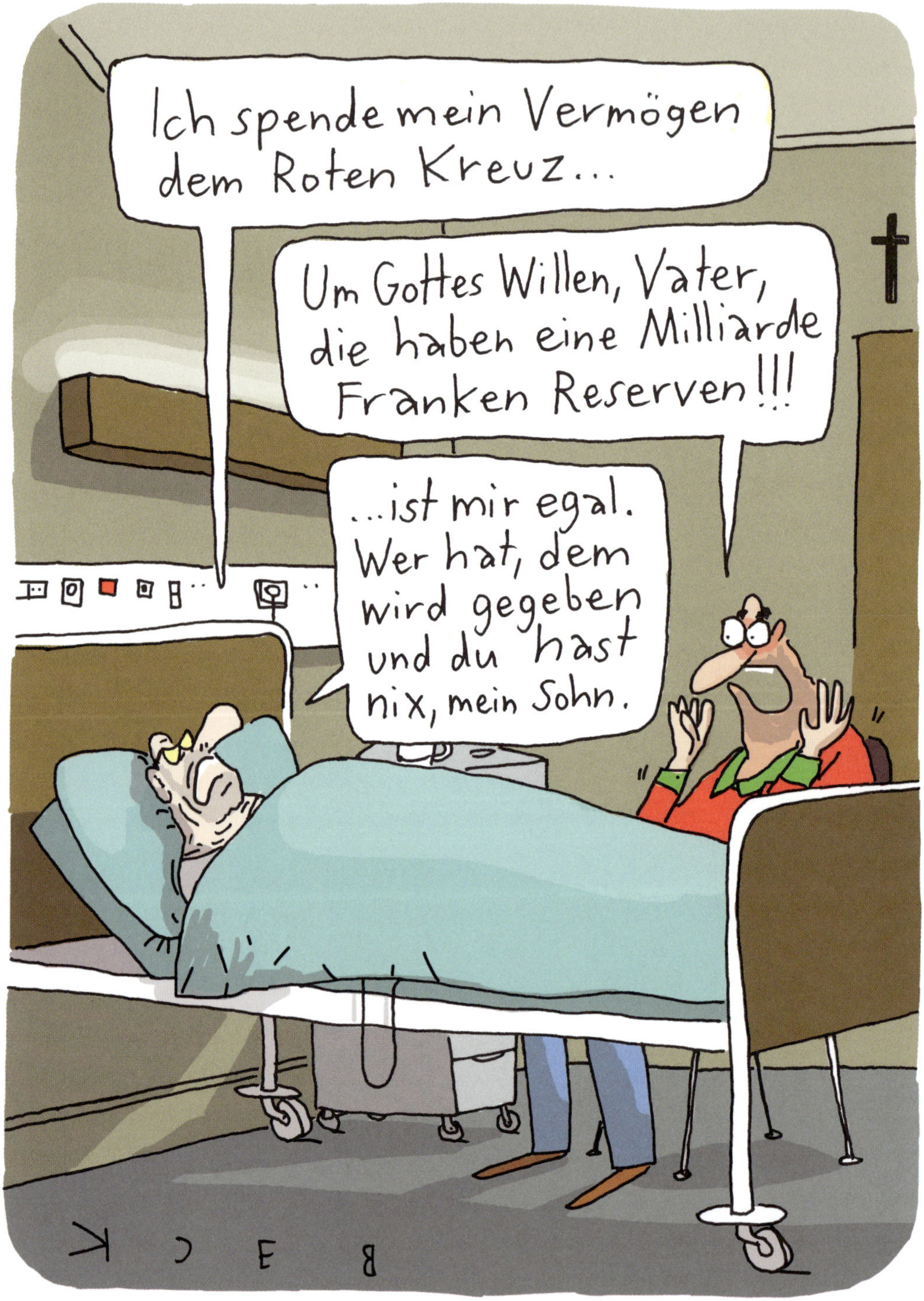
Ich spende mein Vermögen dem Roten Kreuz...
Um Gottes Willen, Vater, die haben eine Milliarde Franken Reserven!!!
...ist mir egal. Wer hat, dem wird gegeben und du hast nix, mein Sohn.

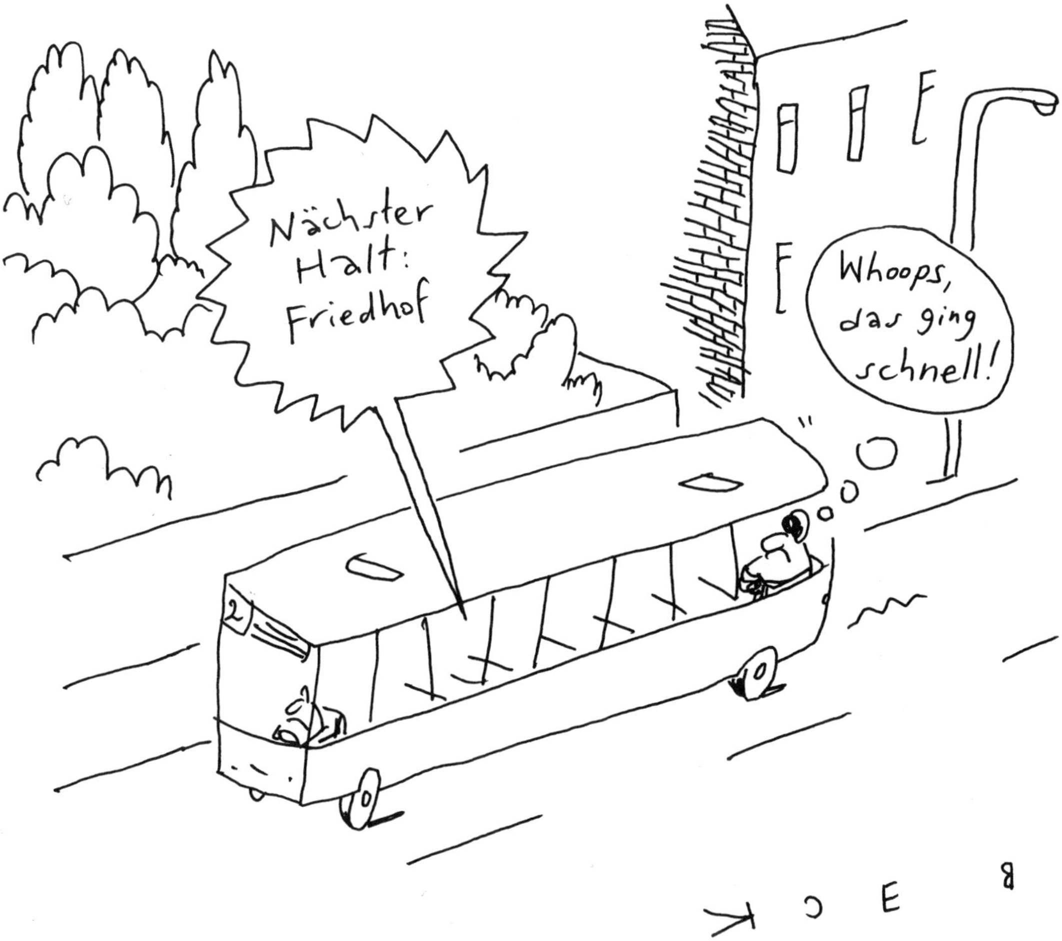
Nächster Halt: Friedhof
Whoops, das ging schnell!

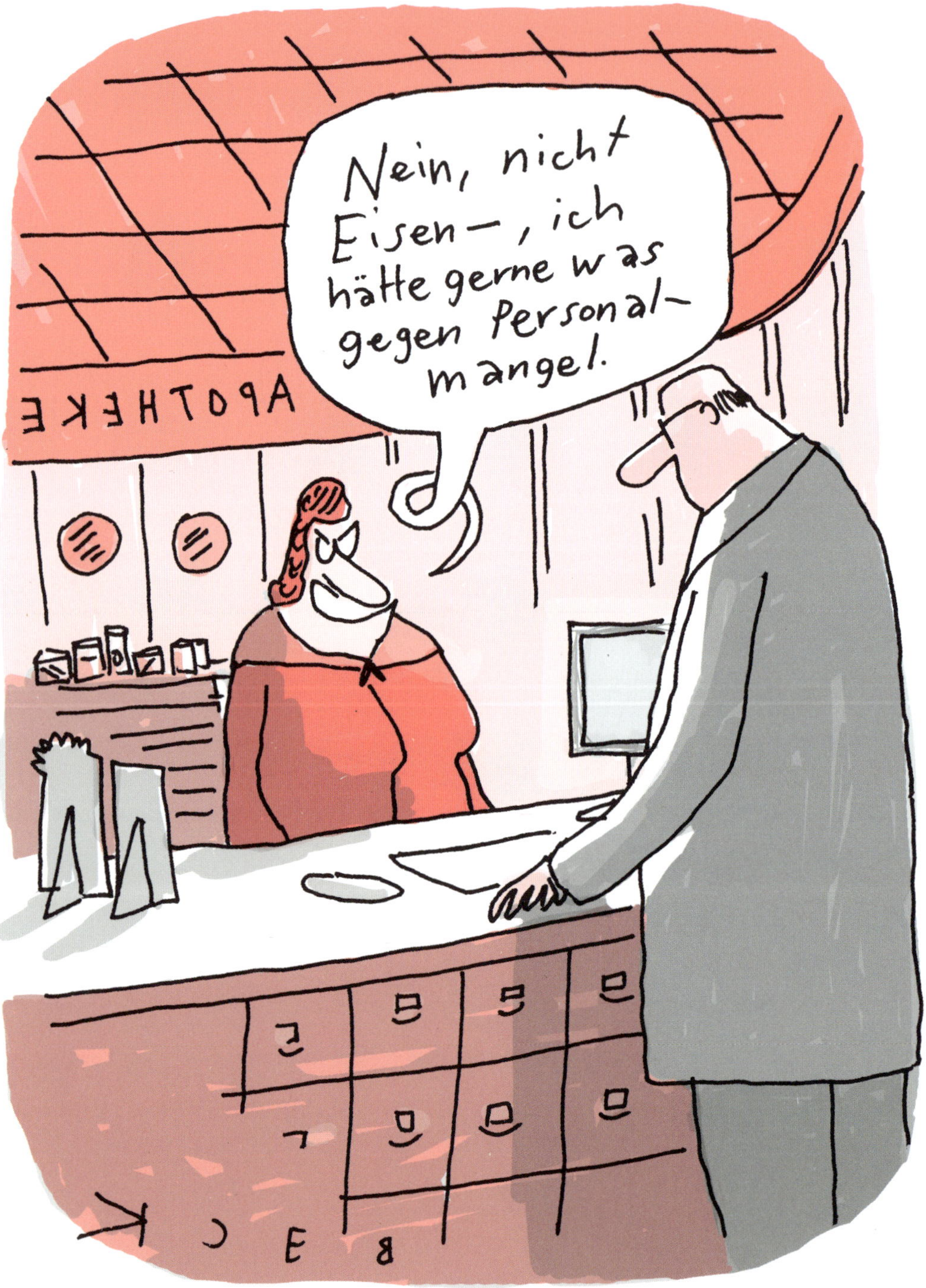
Nein, nicht Eisen–, ich hätte gerne was gegen Personalmangel.
APOTHEKE

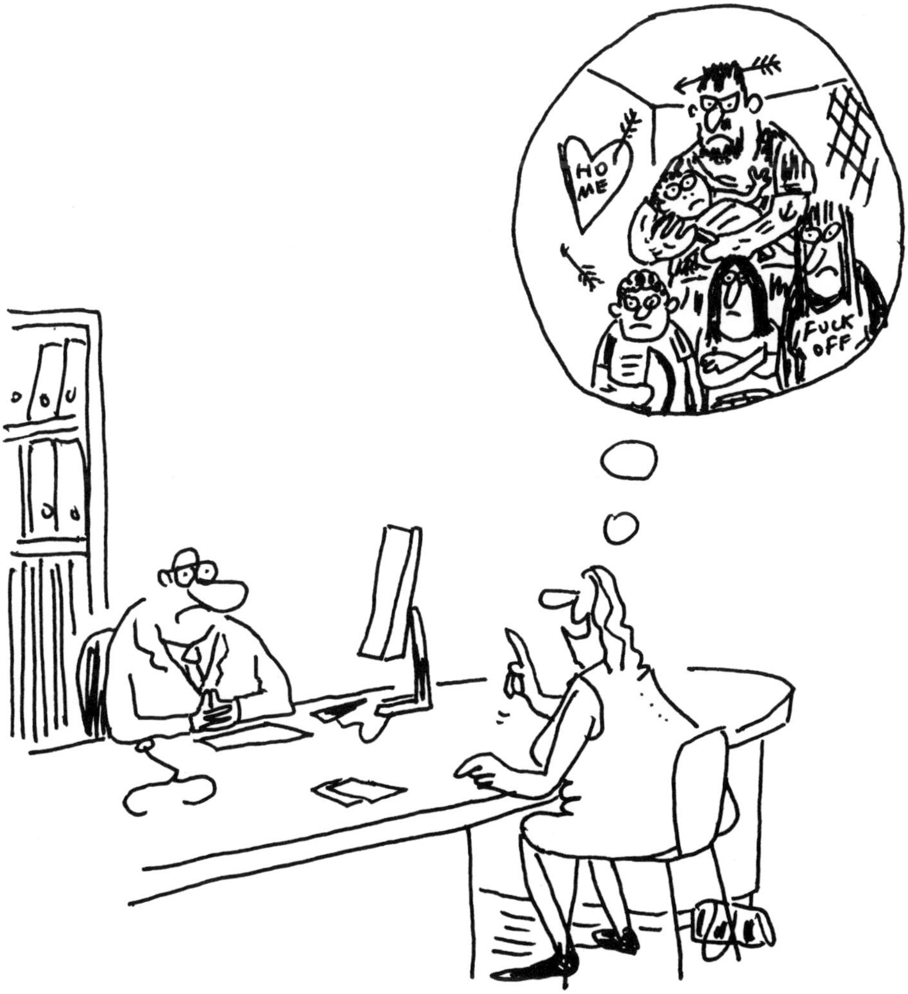

„Der Vorteil einer ambulanten OP wäre, dass ich gleich wieder nach Hause kann" ... Und wenn ich gar nicht nach Hause will, Doktor?

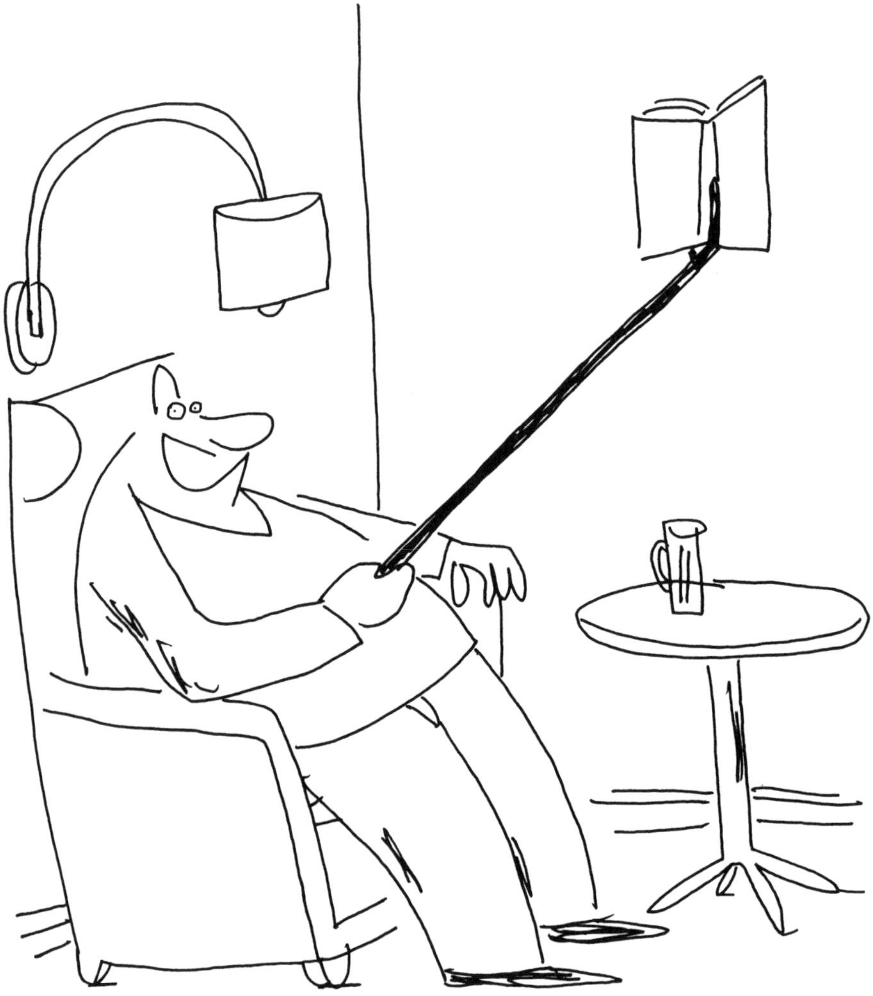

„Selfiestick? Nö, Lesestab für Weitsichtige."

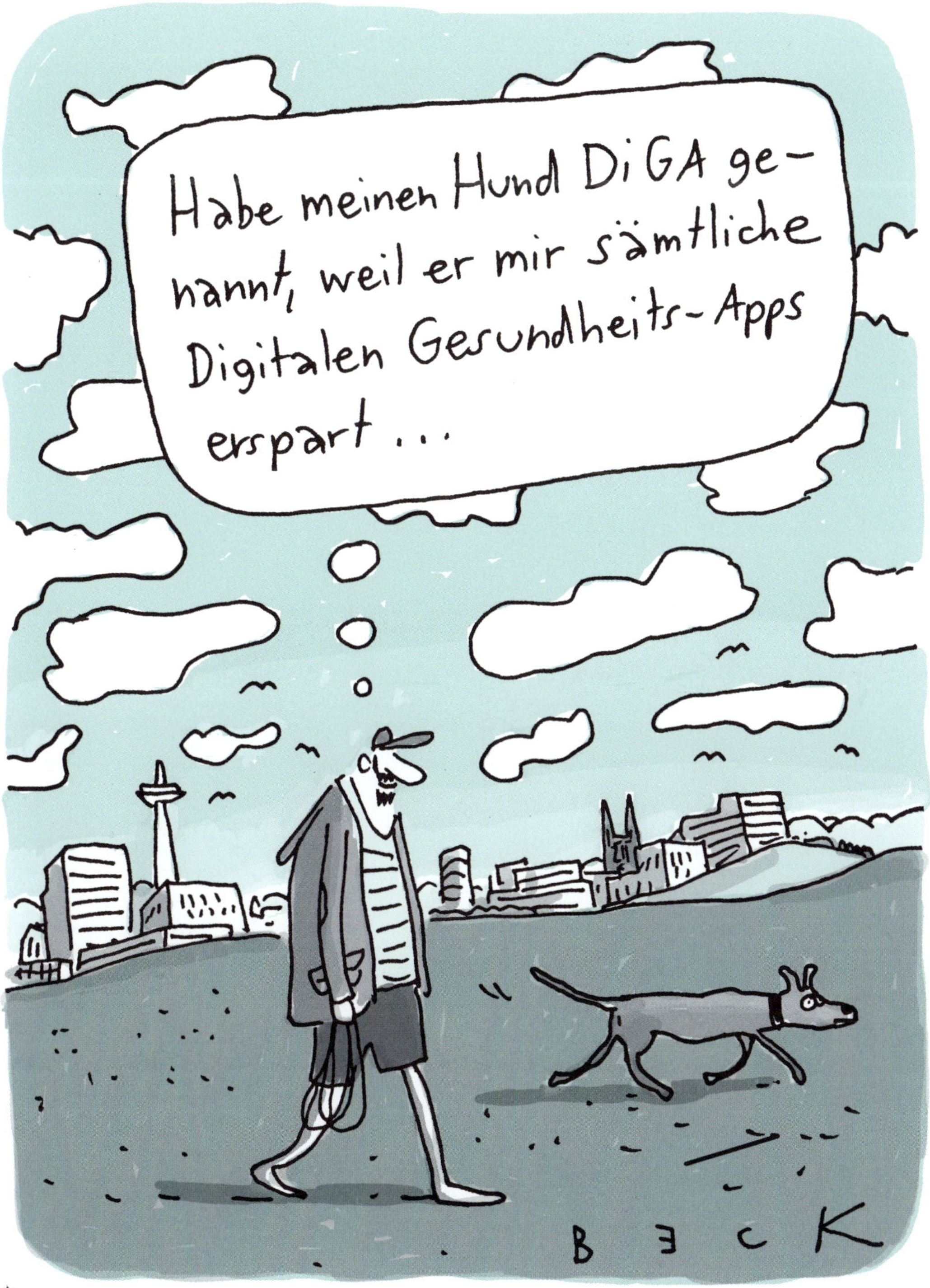
Habe meinen Hund DiGA genannt, weil er mir sämtliche Digitalen Gesundheits-Apps erspart ...
BECK

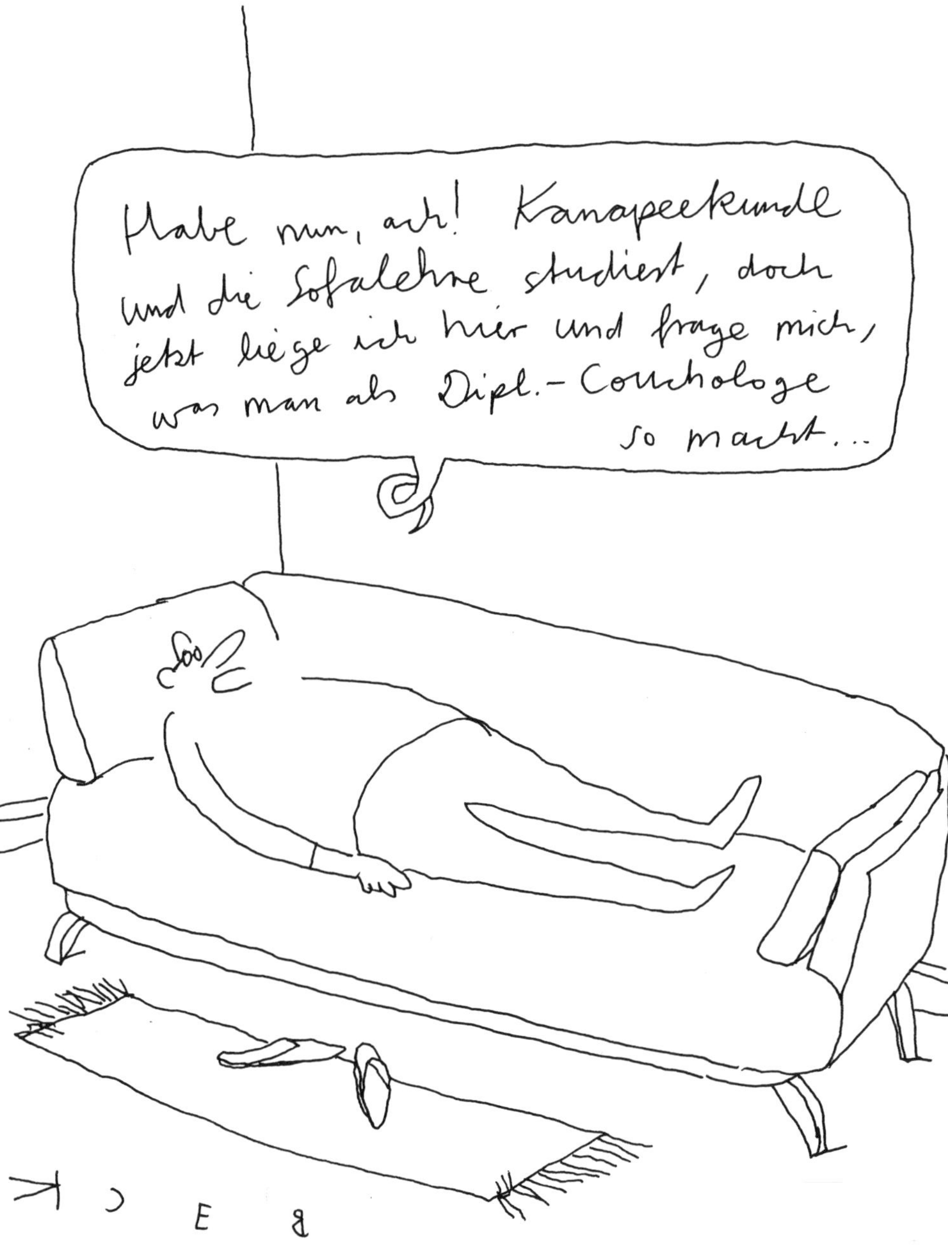
Habe nun, ach! Kanapeekunde und die Sofalehre studiert, doch jetzt liege ich hier und frage mich, was man als Dipl.-Couchologe so macht...

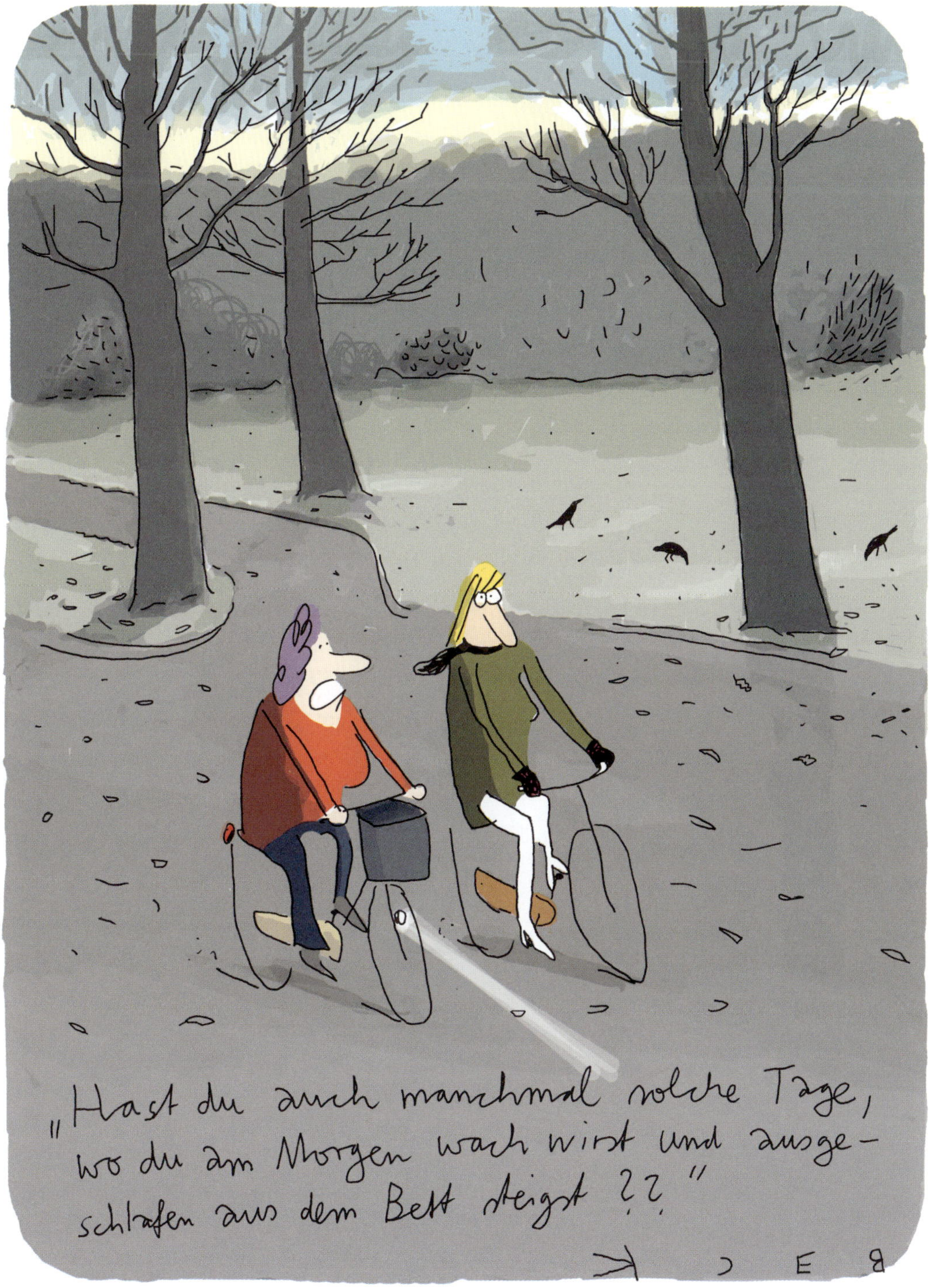
„Hast du auch manchmal solche Tage,
wo du am Morgen wach wirst und ausge-
schlafen aus dem Bett steigst ??"

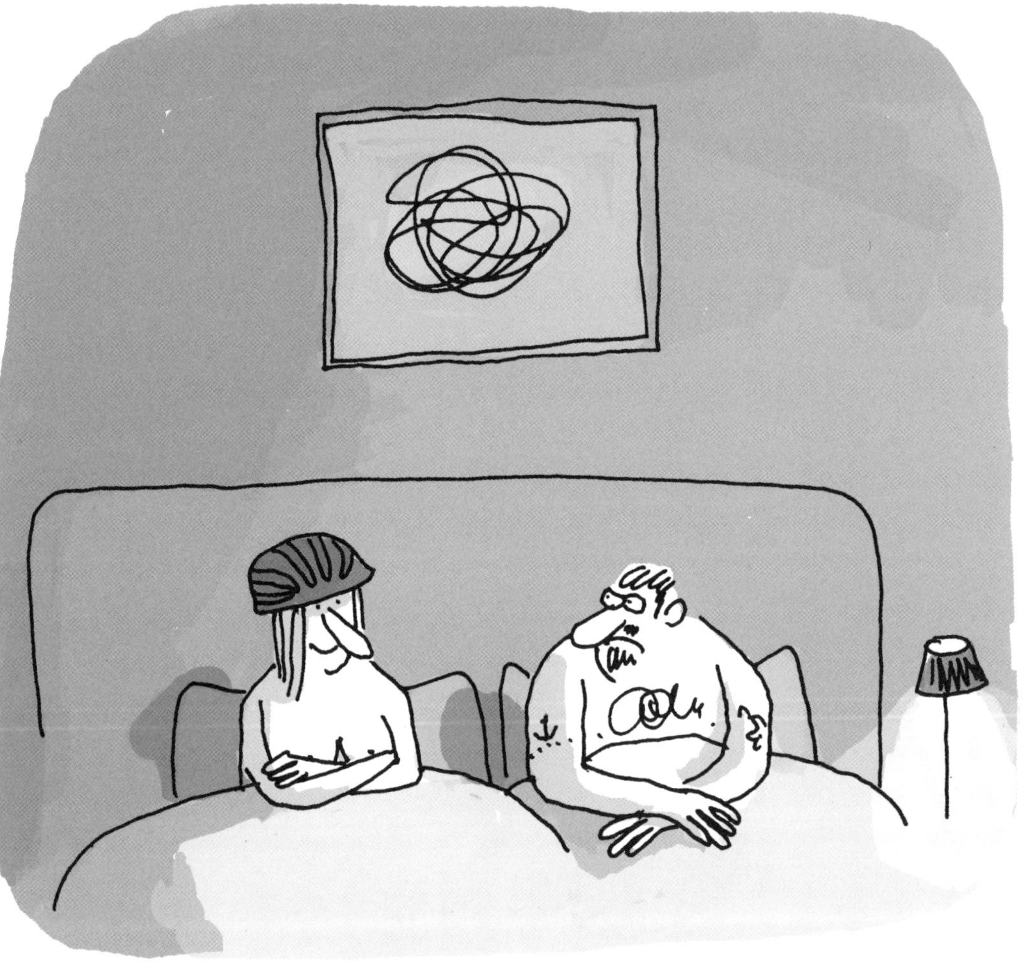

Studien belegen: Fahrradhelme schützen in 98 % aller Fälle vor ungewollter Schwangerschaft.

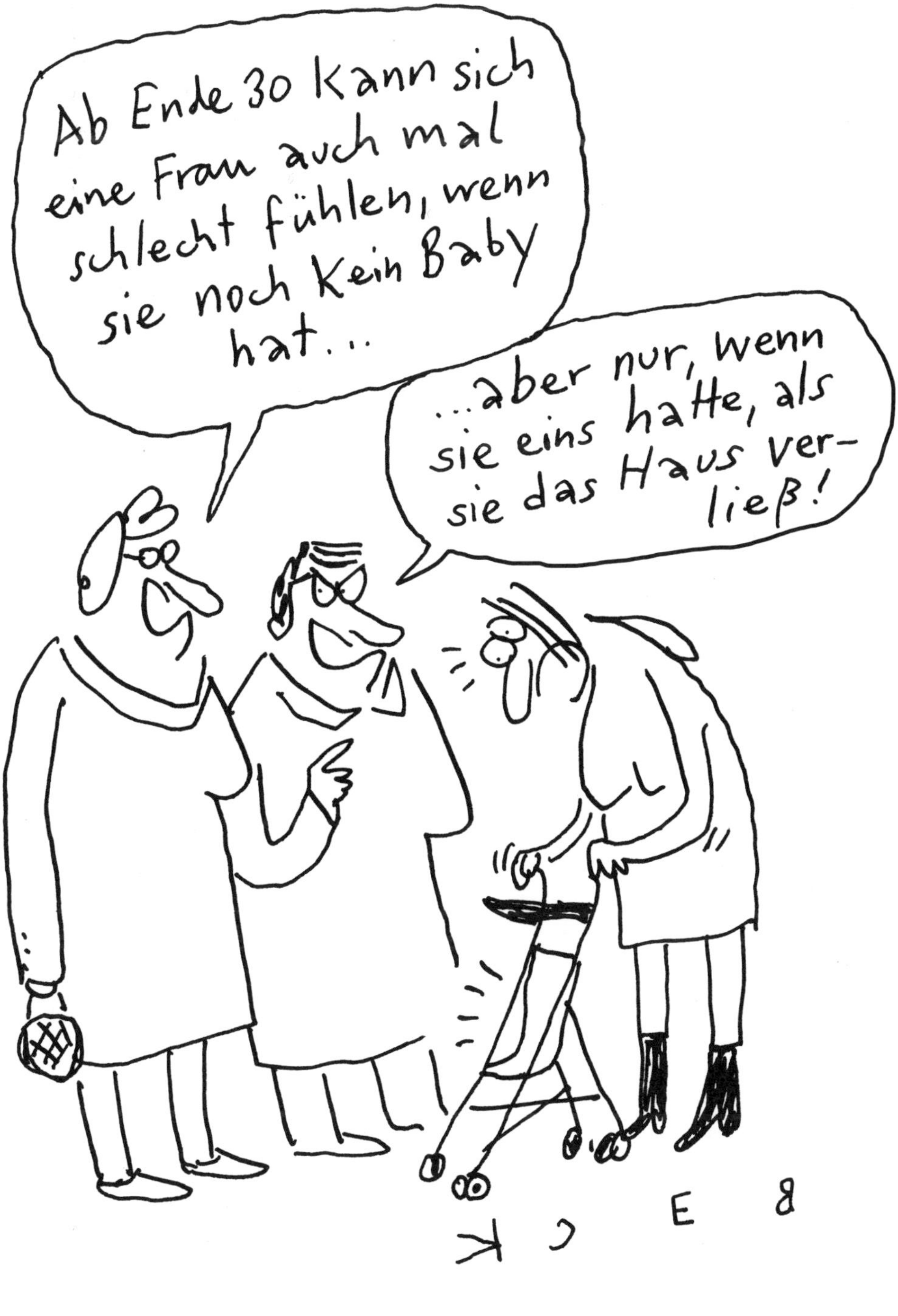
Ab Ende 30 kann sich eine Frau auch mal schlecht fühlen, wenn sie noch kein Baby hat...
...aber nur, wenn sie eins hatte, als sie das Haus verließ!
KJEB

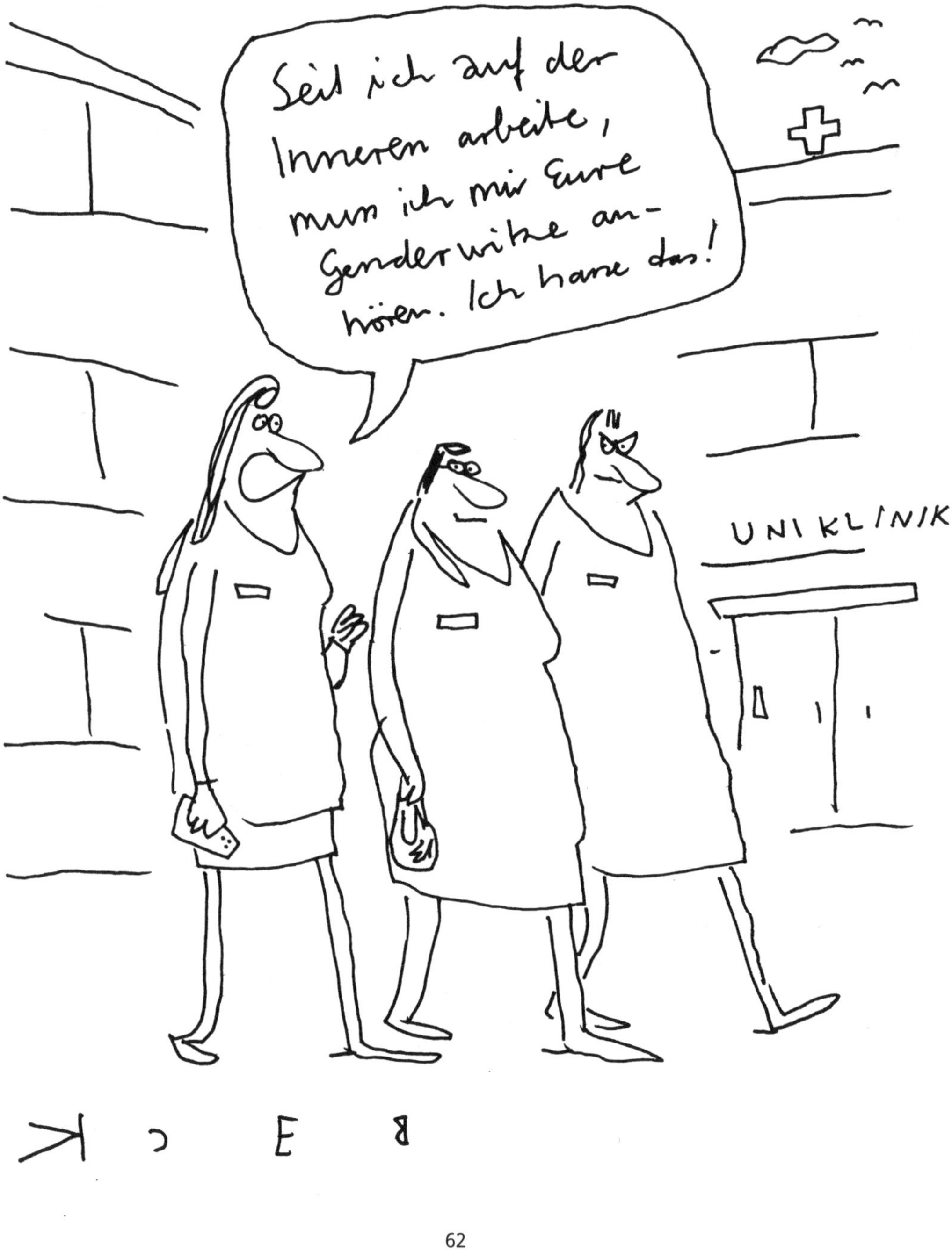
Seit ich auf der Inneren arbeite, muss ich mir Eure Genderwitze anhören. Ich hasse das!
UNIKLINIK

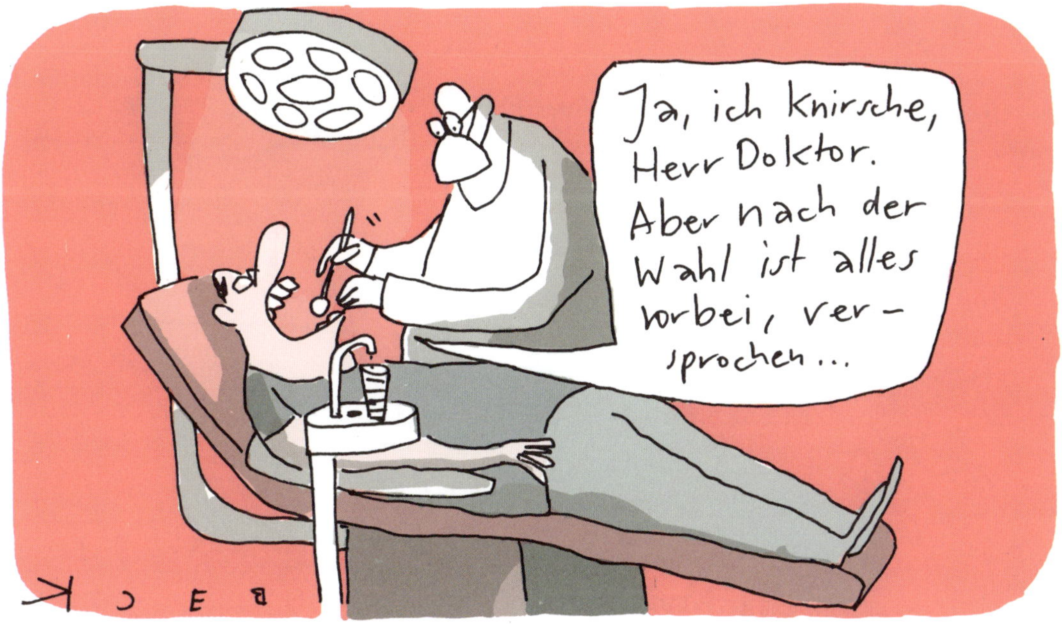
Ja, ich knirsche, Herr Doktor. Aber nach der Wahl ist alles vorbei, versprochen …
BECK

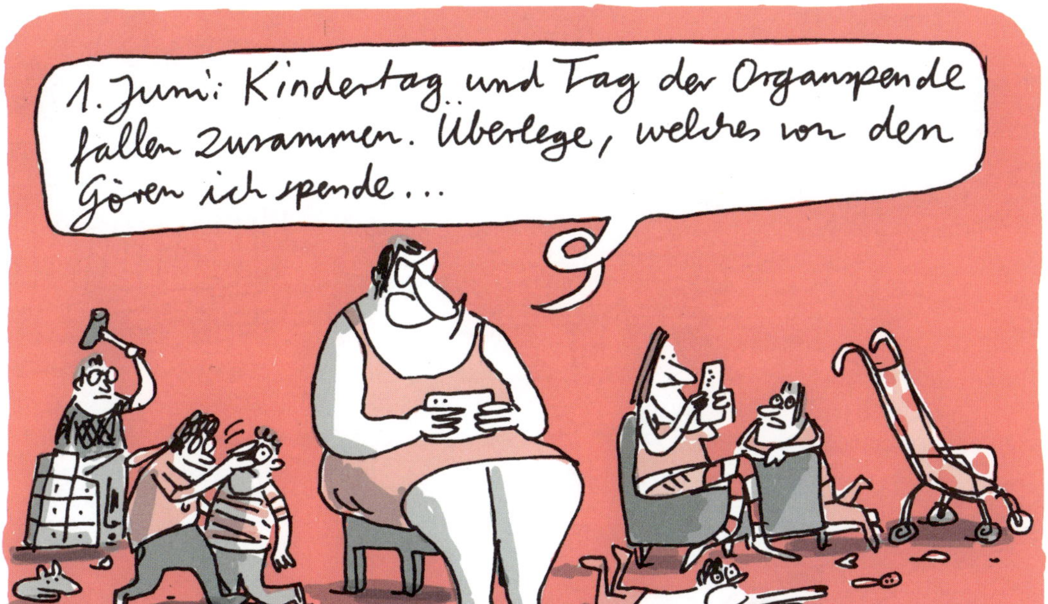
1. Juni: Kindertag und Tag der Organspende fallen zusammen. Überlege, welches von den Gören ich spende …
BECK

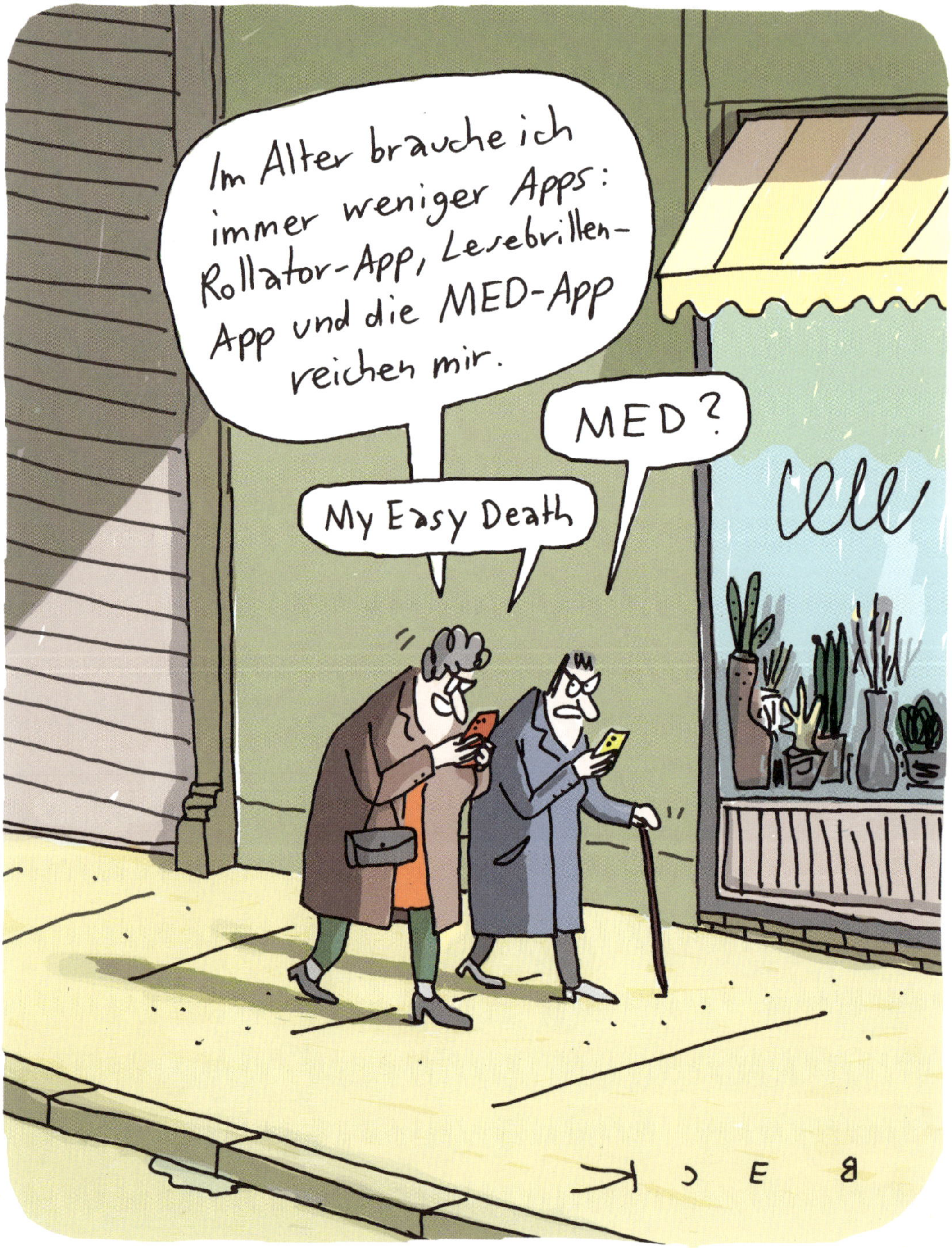
Im Alter brauche ich immer weniger Apps: Rollator-App, Lesebrillen-App und die MED-App reichen mir.
MED?
My Easy Death
BECK

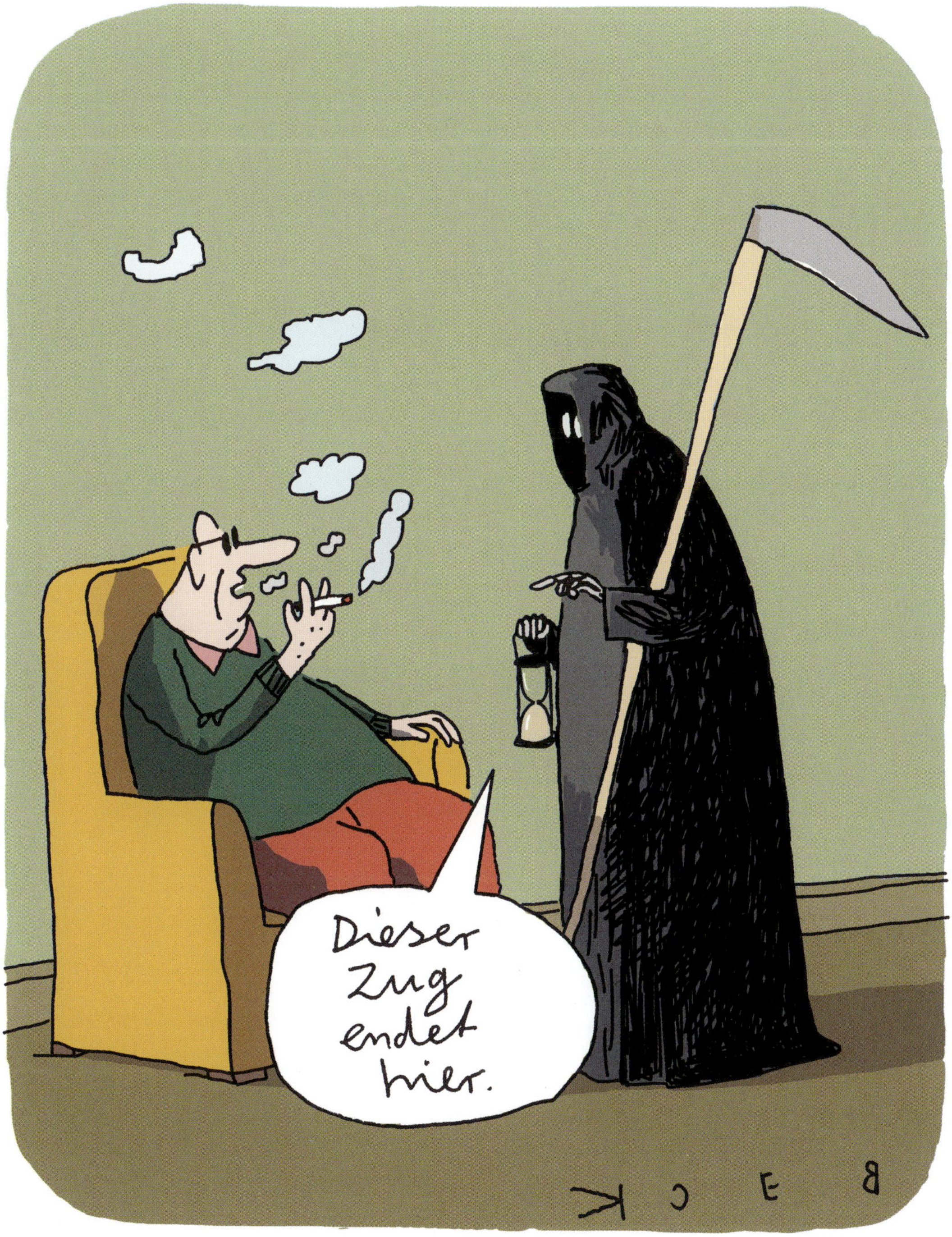
Dieser Zug endet hier.
BECK

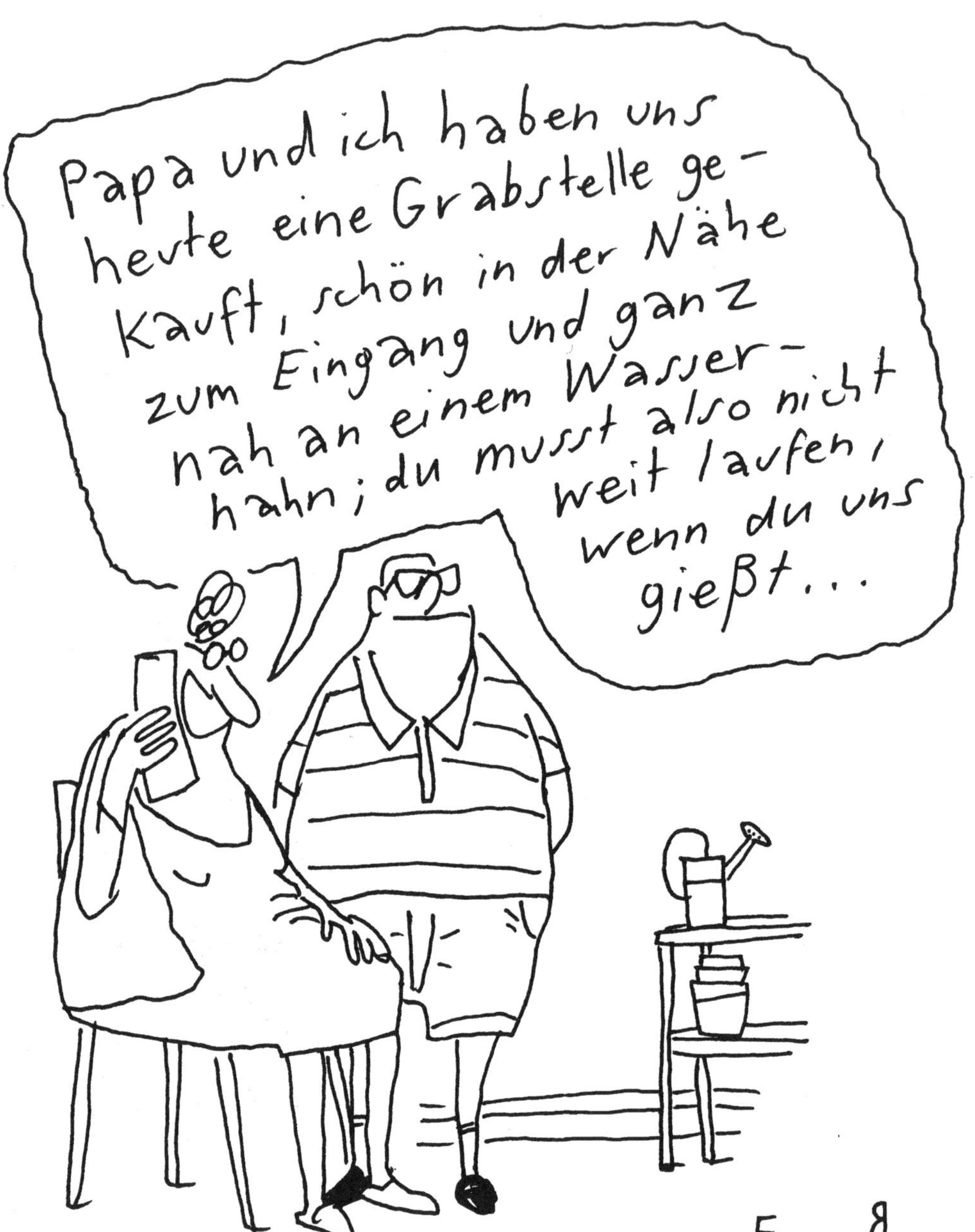
Papa und ich haben uns heute eine Grabstelle gekauft, schön in der Nähe zum Eingang und ganz nah an einem Wasserhahn; du musst also nicht weit laufen, wenn du uns gießt...

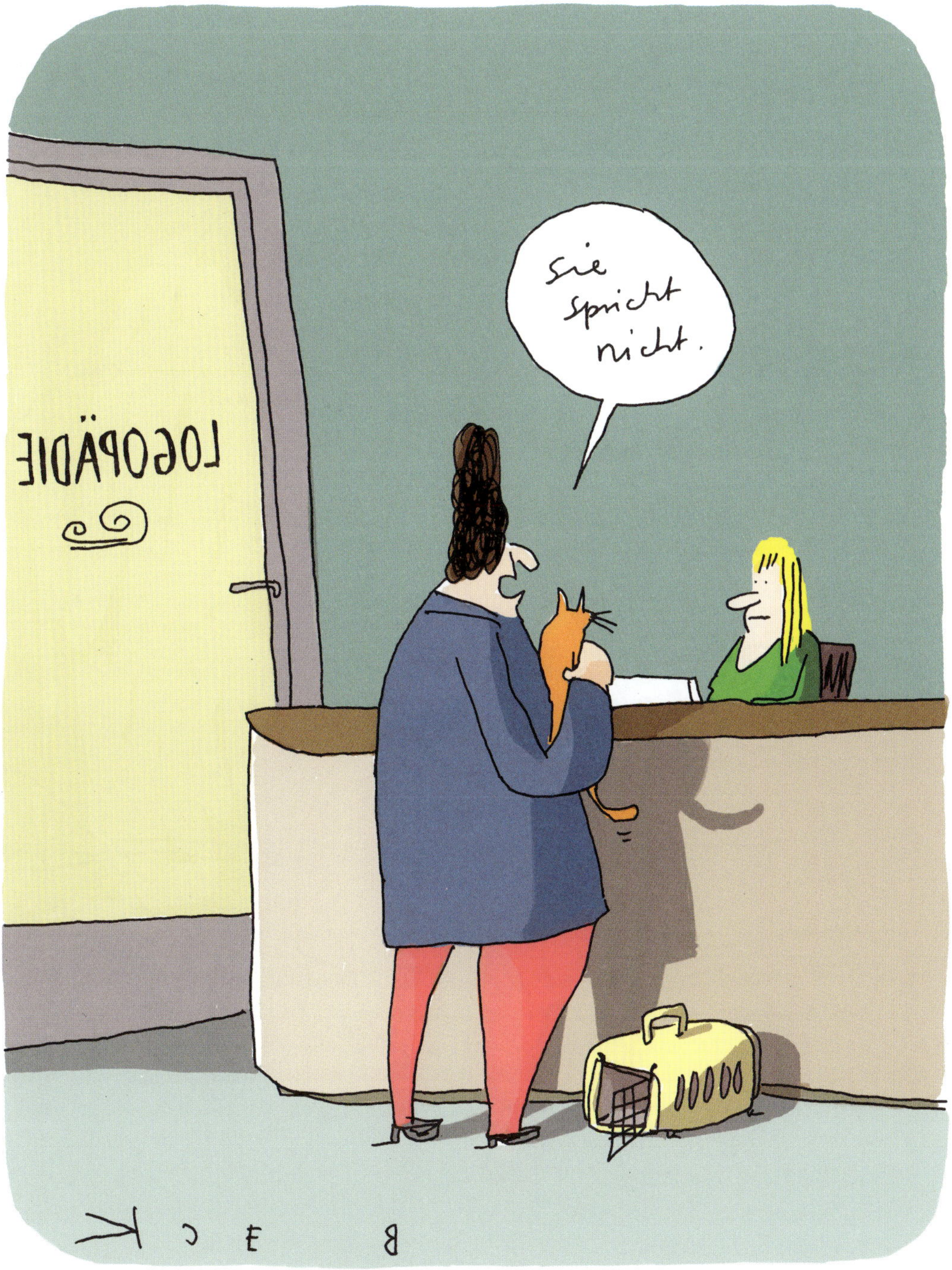
LOGOPÄDIE
Sie spricht nicht.
BECK

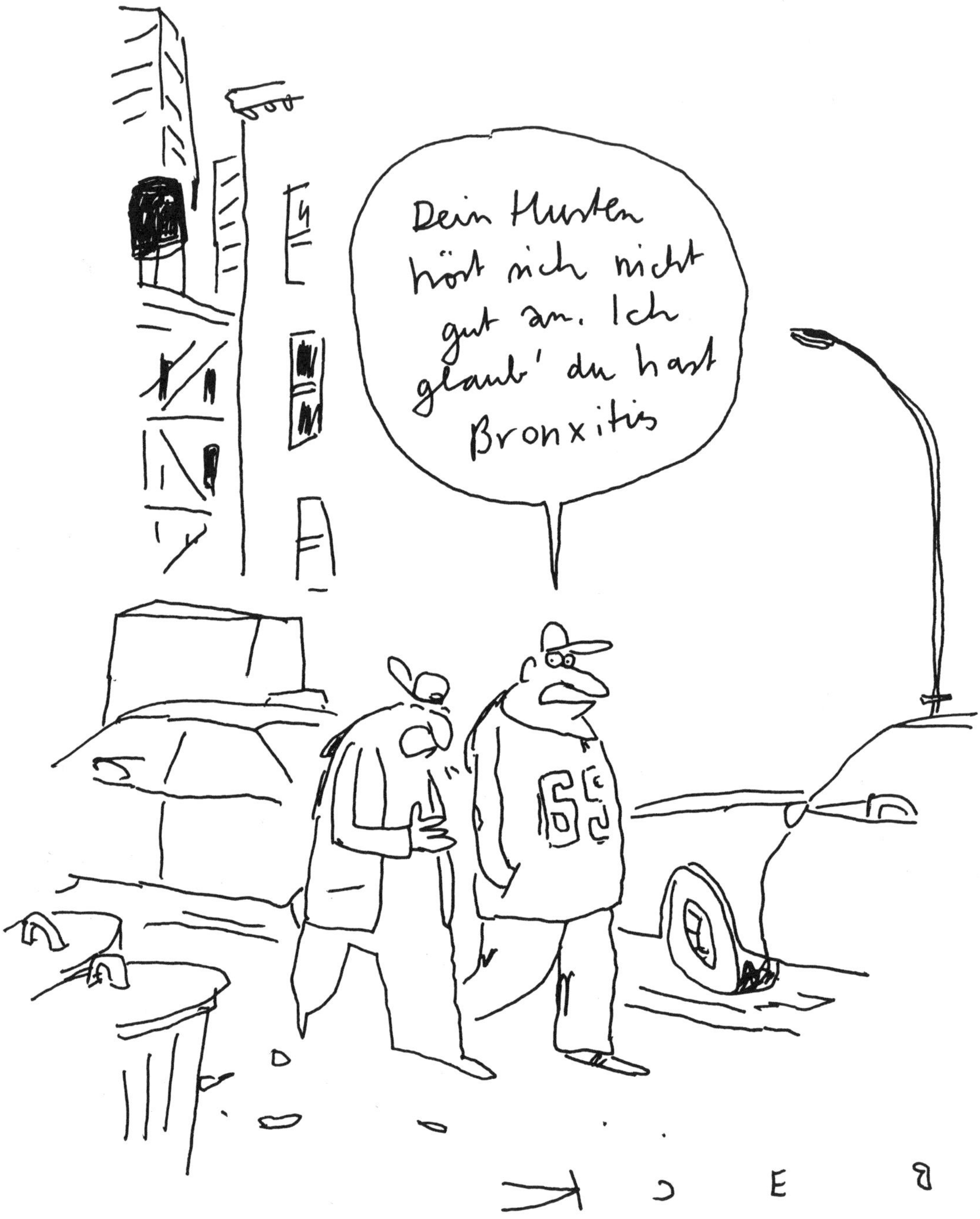
Dein Husten hört sich nicht gut an. Ich glaub' du hast Bronxitis

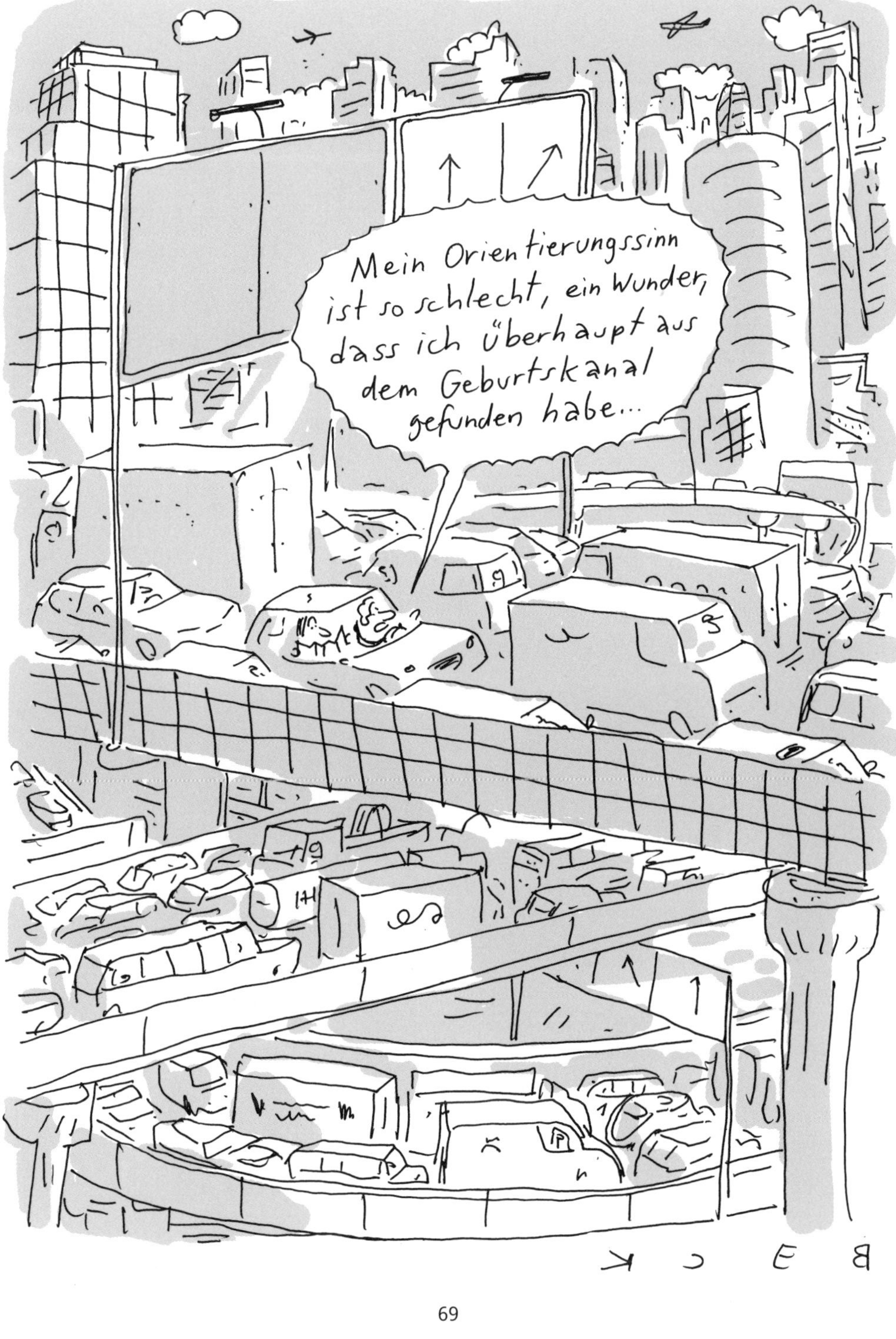
Mein Orientierungssinn ist so schlecht, ein Wunder, dass ich überhaupt aus dem Geburtskanal gefunden habe...

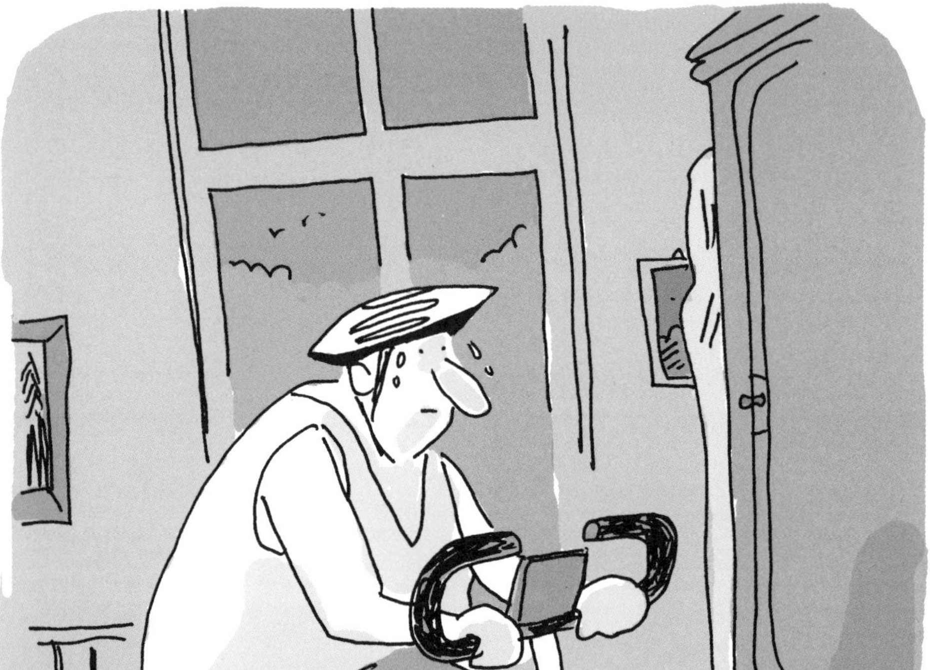

English for you: overwhelming – mit dem Helm übertreiben ...

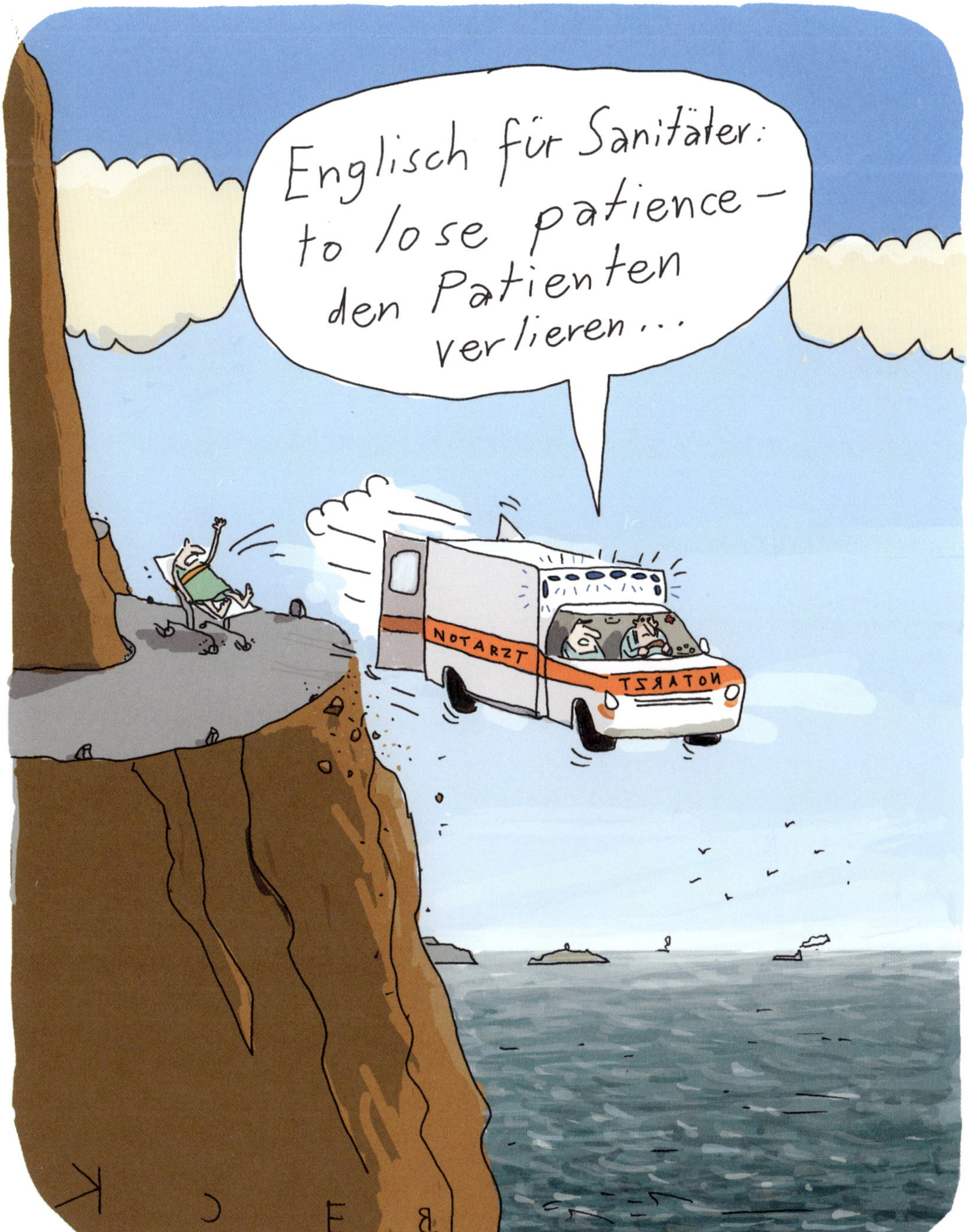
Englisch für Sanitäter:
to lose patience –
den Patienten
verlieren...
NOTARZT

BECK ist Vollzeit-Witzzeichner in Leipzig, seine Cartoons erscheinen in deutschen und schweizer Zeitschriften und auf seiner Website schneeschnee.cc. Er ist stolzer Träger des „Till“, verliehen von der Eulenspiegelgilde zu Mölln, und anderer Auszeichnungen. Wenn Sie mehr mit BECK lachen möchten, gibt es für Sie im Mabuse-Verlag den Titel „Warten auf den Doktor“, zweite Auflage 2023, ISBN 978-3-86321-526-2.

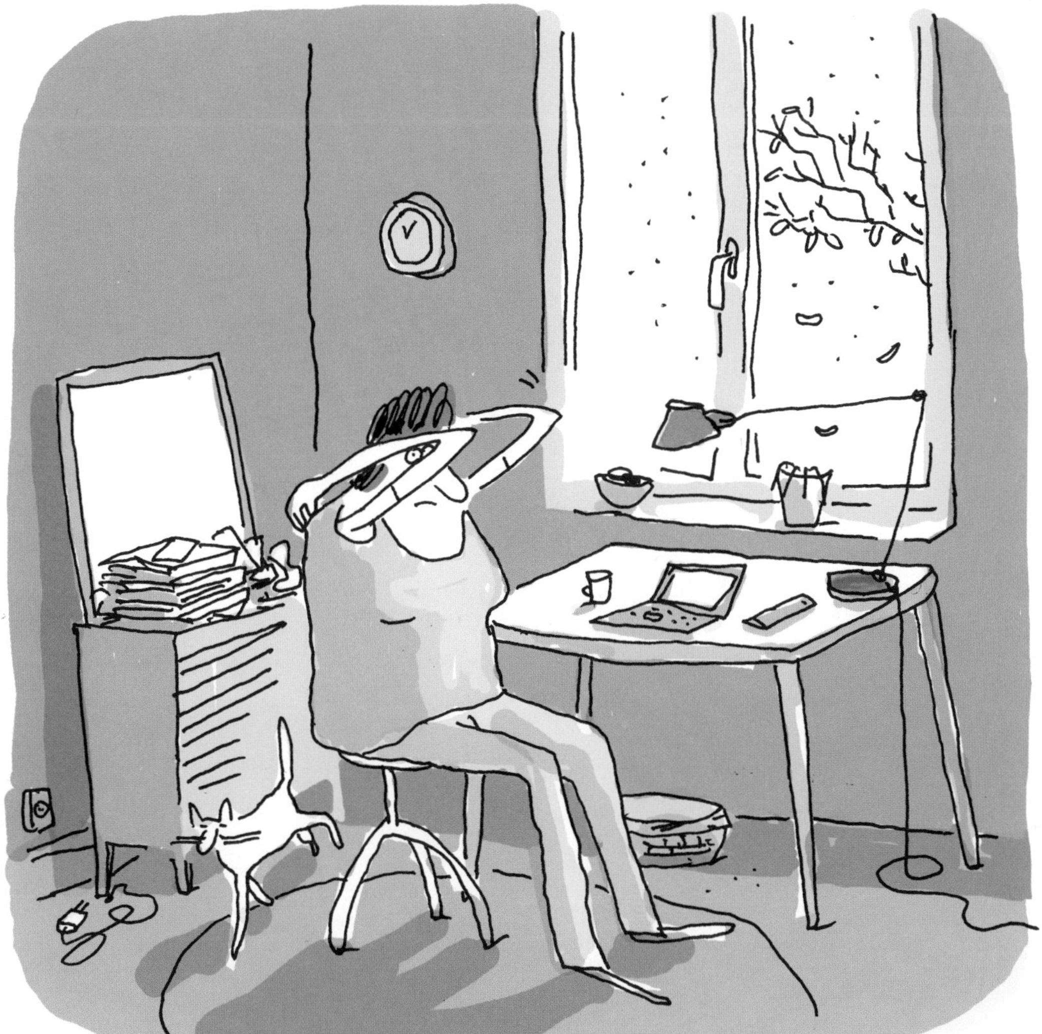

Beziehungsstatus: Versuche gerade, mir selbst den Rücken zu massieren ...

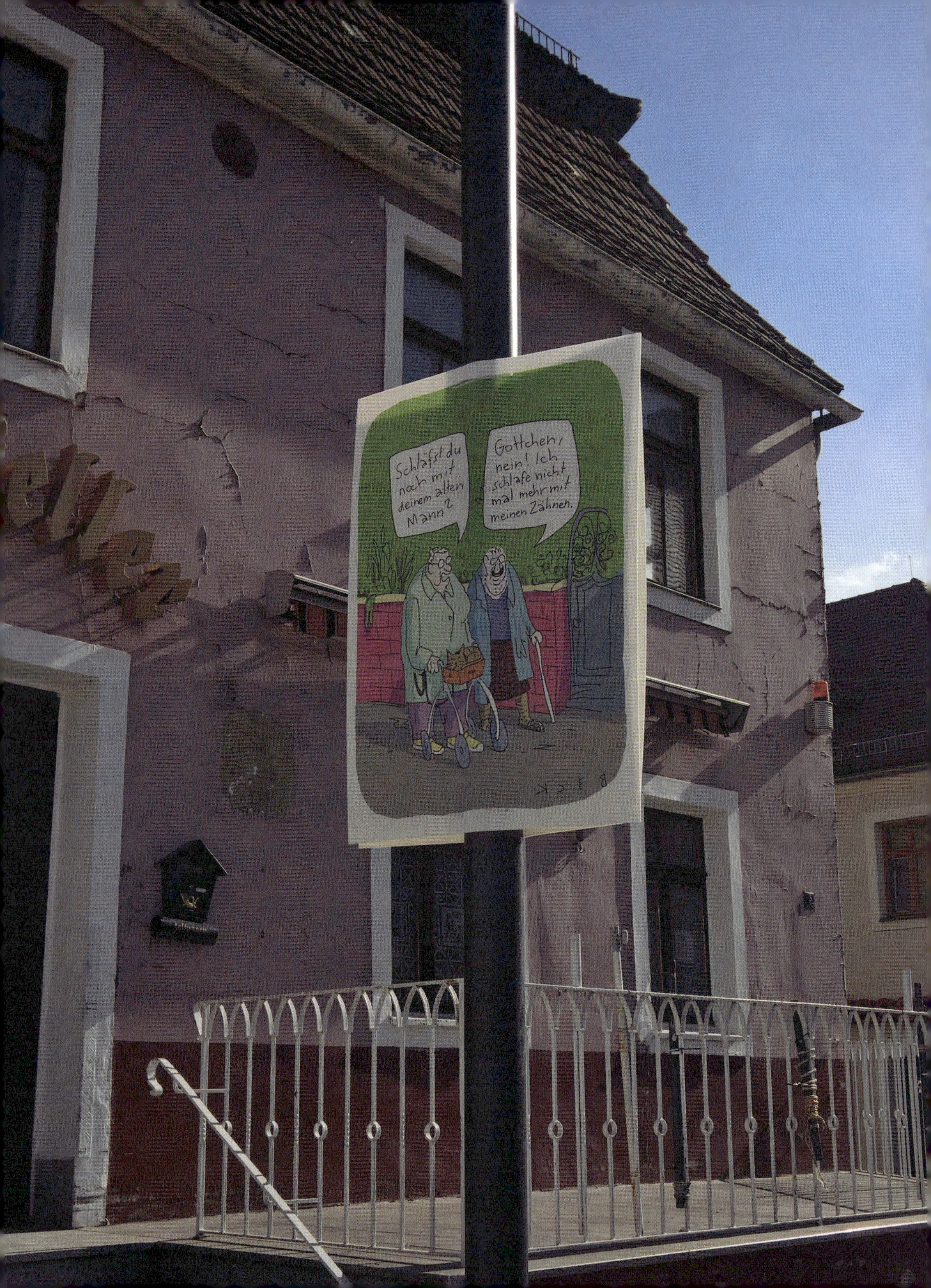
Schläfst du noch mit deinem alten Mann?
Gottchen, nein! Ich schlafe nicht mal mehr mit meinen Zähnen.